海外館藏中醫古籍珍善本輯存（第一編）

第九册

劉金柱　羅　彬　主編

醫學讀書記

吴醫彙講（一）

廣陵書社

醫經醫理類

醫學讀書記

〔清〕尤怡 著

松風閣藏板 嘉慶十九年刻本

嘉慶甲戌年鐫

尤在涇先生原本

醫學讀書記

醫案附後

松風閣藏板

嘉慶甲戌年鐫

醫案附後　松風閣藏板

醫學讀書記

尤在涇先生原本

文中子云醫者意也藥者瀹也謂先通其意而後用藥物以疏瀹之也善哉言乎醫理在是矣而意之通實難泥一成之見而欲強人之病以就吾說其患在固執好作聰明而不窮究乎古人

之成書是猶兵家之廣陳圖法吏之廣律令也其患在不學由前之說在不能用意由後之說在誤于用意夫然以不學之人與不通之識而又熾以忮忌列競名利之心以此用藥其不致抱薪而救火持水

而捘名者幾何哉語云學書紙費學醫人費蓋為此也尤君在涇讀書好古士也而肆其力於醫於軒岐以下諸書靡昕夕寒暑穿穴幾遍而以己意條貫之其間凡有所得筆之於書日月既多

卷帙略定，辨五行之生尅，察四氣之温嚴，審人事之陰陽虛實，與夫藥性之君臣佐使，凡成書之沿誤者，釐而正之；古人紛紜聚訟者，析而衷之。夫惟多讀古人之書，斯能善用古人之

二

書不誤於用意亦不泥於用意於
去沙氏之旨庶幾得之可謂通
其意者矣柳吾觀太史公之傳
扁鵲也云長桑君以禁方盡與之
忽然不見後遂强生死人其說近
於鬼物其人亦可再得而與傳

序　三

淳于意也，調得禁方於公乘陽
慶，傳黃帝扁鵲脈書五色診病
是多讀書而通於意者，扁鵲吾
不得而見之矣，得見如淳于意者
斯可矣。尤君之學，不知於古人何
如，然多讀書而通以意，豈聞古

人之風而興起者，由此書以治病，尚不貽識於人，貴也夫。

乾隆四年己未春三月松陵徐大椿靈胎叙

醫學讀書記目錄

卷上

素問傳寫之誤

甲乙之誤

王注之誤

心欲軟腎欲堅

三陽在頭三陰在手

脾氣外絶

勞風

結陰結陽

胃脘癰

腸覃石瘕

四肢不舉

四維相代

水液渾濁

折髀

煎厥

厥

卷中

卷下

熱風

食鹹頭汗出

雜識　附靜香樓醫案三十一條

醫學讀書記卷上

古吳尤怡在涇著
後學　程梅齡雪門
　　　張　澐溯南　校刊

陽氣陰氣

陽氣者、精則養神、柔則養筋、蓋陽之精如日、光明洞達、故養神、陽之柔如春景和暢、故養筋、

日月之行、不違其道、樞機之運、不離其位、陽氣之動不失其所、故曰、欲如運樞、起居如驚、神氣乃浮、又曰

陽氣者若天與日失其所則折壽而不彰
陽氣天氣也陰氣地氣也天氣不治則地氣上干矣
故曰陽氣者閉塞地氣者冒明雲霧出於地而雨露
降於天地氣不治則天氣不化矣故曰雲霧不精則
上應白露不下蓋天地陰陽本出一氣陽失則陰不
能獨成陰失則陽不能獨化自然之道也人與天地
參故肺氣象天病則多及二陰大小腸象地病則多
及上竅仲景以大黃甘草湯治食已即吐丹溪用吐

法治小便不通，豈非有見於此歟。

四氣

春氣少陽初升之氣，陽方升而被抑，生氣不達，則藏氣內敗，猶木鬱則腐也，故曰逆春氣則少陽不生，肝氣內變。

夏爲盛長之氣，心爲太陽之藏，夏氣不長，則心氣不充，不充則內空若洞也，故曰逆夏氣則太陽不長，心氣內洞。

秋氣應收而反泄、秋眞氣不斂、燥反乘之、則淸肅之化轉爲鬱燠之化也、故曰、逆秋氣則太陰不收、肺氣焦滿、焦滿猶煩滿也、

冬氣應藏而不藏、則少陰之經氣不歸、而腎中之藏氣獨沉、左氏所謂亂氣張脈外强中乾是也、故曰、逆冬氣則少陰不藏、腎氣獨沉、

氣相得則和不相得則病

主氣應節候而分布、歲以爲常者也、客氣隨司天而

遞遷六期而復始者也，而主客加臨，有相得不相得之異。如子午年初之氣，主厥陰風木，客太陽寒水，二之氣，主少陰君火，客厥陰風木，以水加木，以木加火，母來生子，爲相得也。三之氣，主少陽相火，客少陰君火，四之氣，主太陰濕土，客太陰濕土，以火遇火，以土遇土，主客同氣，爲相得也。五之氣，主陽明燥金，客少陽相火，以火加金，金畏火制，爲不相得也。六之氣，主太陽寒水，客陽明燥金，以金加水，金能生水，亦相得也、相得則和、不相得則病矣、其有相得而亦病者、如水臨金金臨土土臨火之屬、以子臨母、以下臨上、所謂不當位也、故亦病也、然須合歲運强弱而論之、如甲子年、歲土太過、三之氣爲少陰君火、以火加土、則土益旺而無制、是雖相得而不相和也、庚子年、歲金太過、五之氣少陽相火、以火加金、金有制而反和、是雖不相得而不爲病也、又如水臨金火臨木之屬、設遇金木不及之運、則金得水而清、木得火而明、雖不當位亦不病也、水臨土、木臨火之屬、設遇木火太過之運、則土得火而堅、火得木而燔、雖當位亦病也、更有進者、太過之土、木不能制者、金反得而泄之、不及之木、水不能滋者、火反得而養之、此天地生成之妙也、欲明運氣之理者、其可以淺求之耶、

天符歲會

應天爲天符、承歲爲歲直、三合爲治、天謂司天、歲謂歲支、曰應曰承、謂歲運也、司天行天之氣、歲支行地

之氣歲運行氣交之化、三者其氣不必皆同、而亦有時而同者、如戊寅戊申歲、戊爲火運、寅申又爲相火、是以歲運而同司天之氣、謂之天符、符者同也、同於天也、如甲辰甲戌歲、甲爲土運、辰戌又爲土、是以歲運而同歲支之氣、謂之歲直、直者值也、值其歲也、又曰歲會、會者合也、合於歲也、若己丑己未歲、歲運之土既同天氣又同歲支、謂之太乙天符、即經所謂三氣并合爲治也、夫氣同者其化同、其氣異者其化異化同則有相助爲虐之害、化異則有互相尅賊之憂、然以不及之運、而得司天歲支之助、則不及之氣轉爲平氣、而氣反治、若歲運太過、其氣已盛、而復得司天歲支之合、三氣并治、其亢而害物、有不可言喻者矣、故曰、中執法者、其病速而危、中行令者、其病徐而持、中貴人者、其病暴而死、

六元正氣

素問六元正紀大論、分列六十年運氣病治之紀、統

論元氣司天在泉之政，可謂詳且盡矣。然而驗之於事，合之於時，往往不能相符，且也一年之間，九州之內，有東南旱乾而西北淫雨者，有西北焦槁而東南大水者，則九州分野，上應九宮，爲地氣之不齊也。且本元豐四年，歲在辛酉，涸流之紀，而河決大水，則化勝復之異，胡源所謂歲水不及，侮而乘之者，土也。土不務德，故以濕勝寒，時則有泉湧河衍，涸流生魚，其變爲驟注，爲霖潰，名爲少羽，而寔與太宮之歲同者是也。是故五運六氣之理，不可不知也，亦不易知也。而況古今度數之有差等，天人感召之有休咎，執而泥之，刻舟而求劍者也；廢而棄之，亡筌而求魚者也。非沈潛之士而具圓机之智者，烏足以語此。

靈素不同

六節藏象論云：心爲陽中之太陽，肺爲陽中之太陰，腎爲陰中之少陰，肝爲陽中之少陽。而靈樞九針十二原云：陽中之少陰，肺也；陽中之太陽，心也；陰中之少陽肝也陰中之太陰腎也按素以肝爲陽者言其時靈以肝爲陰者言其藏也素以肺爲太陰腎爲少陰者舉其經之名靈以肺爲少陰腎爲太陰者以肺爲陰藏而居陽位腎爲陰藏而居陰位也二經之不同如此

經脈十二絡脈十五凡二十七氣以上下所出爲井所溜爲榮所注爲腧所過爲原所行爲經所入爲合故本輸篇云膀胱出於至陰爲井溜於通谷爲榮注

於束骨爲腧，過於京骨爲原，行於崑崙爲經，入於委中爲合。胆出於竅陰爲井，溜於俠谿爲滎，注於臨泣爲腧，過於丘墟爲原，行於陽輔爲經，入於陽之陵泉爲合。胃出於厲兑爲井，溜於内庭爲滎，注於陷谷爲腧，過於衝陽爲原，行於解谿爲經，入於下陵爲合。而根結篇云：足太陽根起於至陰，溜於京骨，注於崑崙，入於天柱、飛揚；足少陽根起於竅陰，溜於丘墟，注於陽輔，入於天容；足陽明根起於厲兑，溜於衝陽，注於

下陵入於人迎豐隆、是以井滎腧原經合之處、卽一經所言而亦有不同如此、

素問傳寫之誤

蒼天之氣清淨、則志意治、順之則陽氣固、雖有賊邪弗能害也、故聖人傳精神、服天氣、而通神明、按傳當作專、言精神專一、則清淨弗擾、猶蒼天之氣也、老子所謂專氣致柔、太史公所謂精神專一、動合無形、贍足萬物、班氏所謂專精神以輔天年者、是也、若作傳

與義難通王注精神可傳惟聖人得道者乃能爾子未知精神如何而傳也、

因於寒因於暑二節、丹溪重定章句爲是。

脈乍疏乍數者死、謂氣亂而失常也、又少陽脈至乍數乍疏、乍短乍長、夫少陽氣即未齊、其脈大小不同已耳、何至失其常度耳、按扁鵲陰陽法云、少陽之至乍小乍大、乍長乍短、夫豈好異而云然哉、

春脈太過、則令人善忘、忽忽眩冒而巔疾、王氏謂忘

當作怒是

解脈令人腰痛、痛而引肩、目䀮䀮然、時遺溲、又云、解脈令人腰痛如引帶、當如折腰狀、善怒、詳本篇備舉諸經腰痛、乃獨遺帶脈、而重出解脈、按帶脈起於少腹之側、季脇之下、環身一周、如束帶然、則此所謂腰痛如引帶、常如折腰狀者、自是帶脈爲病、云解脈者傳寫之誤也、

血溫身熱者死、按溫當作溢、夫血寒則凝而不流、熱

則沸而不寧，溫則血之常也。身雖熱，何遽至死？惟血既流溢，復見身熱，則陽過亢而陰受逼，有不盡不已之勢，故死。今人失血之後，轉增身熱咳嗽者，往往致死，槩可見矣。

立而暑解，治其骸關，暑解當是骨解，言骨散墮如解也。骨與暑相似，傳寫之誤也。

診法常以平旦，陰氣未動，陽氣未散，飲食未進，經脈未盛，絡脈調勻，氣血未亂，故乃可診有過之脈。按營

衛生會篇云平旦陰盡而陽受氣矣夫陰方盡何云未動陽氣方受何云未散疑是陽氣未動陰氣未散動謂盛之著散謂衰之極也

甲乙之誤

素問曰陰氣盛於上則下虚下虚則腹脹滿又曰陽氣盛於上則下氣重上而邪氣逆逆則陽氣亂陽氣亂則不知人此二段乃岐伯分答黃帝問厥或令人腹滿或令人昏不知人二語之辭所謂陰氣者下氣

也下氣而盛於上則下反無氣矣無氣則不化故腹脹滿也所謂下氣者即陰氣也陽氣上盛則陰氣上奔陰從陽之義也邪氣亦即陰氣以其失正而上奔即爲邪氣邪氣旣逆陽氣乃亂氣治則明亂則昏故不知人也甲乙經削陽氣盛於上五字而增腹滿二字於下虛則腹脹滿之下則下氣重上之上林氏云當從甲乙謂未有陰氣盛於上而又陽氣盛於上者二公並未體認分答語辭故其言如此殆所謂習而

弗察者耶

心脈搏堅而長當病舌卷不能言其軟而散者當消環自已按搏堅而長者太過之脈心象火而脈縈舌心火有餘故病舌卷不能言也軟而散者不足之脈心者生之本神之處心不足則精神爲消如卑惵遺亡恐懼之類是也環自已者言經氣以次相傳如環一周復至其本位而氣自復病自已也診要經終論云刺中心者環死義與此同環自已者經盡氣復則

生環死者經盡氣絕則死也甲乙經環作渴非
推而外之內而不外有心腹積也推而內之外而不
內身有熱也下而不上頭項痛也按之至骨脈氣少
者腰脊痛而身有痺也甲乙經上而不下作下而不
上下而不上作上而不下非蓋上而不下者上盛而
下虛下虛則下無氣故腰足冷下而不上者有降而
無升不升則上不榮故頭頂痛也經文前二段是有
餘之病故受病處脈自著後二段是不足之病故當

病之處脈反衰按之至骨而脈氣少爲腰脊痛而身有痺者亦不足之診也經文虛實互舉深切診要自當從古

王注之誤

素問曰味過於苦脾氣不濡胃氣乃厚味過於辛經脈沮弛精神乃央注云苦性堅燥又養脾胃故脾氣不濡胃氣強厚辛性潤澤散養於筋故令筋緩脈潤精神長久按經云陰之所生本在五味陰之五宫傷

在五味是以五藏資生於味而味過反傷五藏此所謂脾氣不濡胃氣乃厚者由脾不能爲胃行其津液而胃亦不能輸其精氣於脾也胃不輸脾不行則津液獨滯於胃而胃乃厚厚猶滯也寧强厚之足言哉沮消沮也弛懈弛也由辛散太過而血氣消沮筋脈懈弛精氣衰及其半也豈潤澤長久之謂哉以過爲正以傷爲益誤矣誤矣

切脈動靜而視精明精明者兩目之精光也注云明

堂左右近目之穴非是下文云精明者所以視萬物別黑白審短長然則非目中之精明而何

肺脈軟而散者當病灌汗至今不復散發也灌汗者汗出淋漓如以水灌之謂肺氣衰弱故散而不收也至秋肺金司令之時其氣自收其汗自斂而不復散發也非寒水灌洗皮腠無汗之謂也

胃脈沉鼓濇胃外鼓大心脈小堅急皆鬲偏枯男子發左女子發右不瘖舌轉可治三十日起其從者瘖

三歲死王注云從謂男子發左女子發右也然則經文何必更出其從者三字按玉版論要云男左爲逆右爲從女子右爲逆左爲從本文葢謂男子發左女子發右於法爲逆然不瘖舌轉則受邪輕故證雖逆而猶可治若男子發右女子發左於法爲從然瘖則受邪重證雖從必三歲乃起也設逆而邪重者必死不治從而邪微者奚待三歲而後起哉

西北之氣散而寒之東南之氣收而溫之葢西北寒

東於外而陽聚於內故宜散而寒、東南陽泄於外、而陰伏於內故宜收而溫非食冷食熱之謂也、

心欲軟腎欲堅

心欲軟急食鹹以軟之、腎欲堅急食苦以堅之、蓋心於象爲離腎於象爲坎坎之明在內以剛健而行之於外故欲堅離之明在外當柔順而養之於中、故欲軟軟者必以鹹堅者必以苦鹹從水化苦從火化也

夫坎水潤下、愈下則陷矣故以行爲尚、易曰、行有尚

吉往有功也離火炎上愈上則焚矣故以畜爲吉易曰離利貞亨畜牝牛吉也然則所以堅之軟之者固欲其水上火下而成心腎交通之妙歟

三陽在頭三陰在手

三陽外感診在人迎人迎者結喉兩傍動脈故曰三陽在頭三陰內傷診在氣口氣口即寸口也故曰三陰在手

脾氣外絶

脈浮大虛者、是脾氣之外絶、去胃外歸陽明也、言脾虛氣下、不爲胃行精氣、而與大腸驅糟粕也、人有不能食而數便利者、非脾去胃歸陽明之故歟、

勞風

勞風法在肺下、其爲病也、強上冥視、唾出若涕、惡風而振寒、治之奈何、曰以救俛仰、巨陽引精者三日、中年者五日、不精者七日、欬出青黃涕、其狀如膿、大如彈丸、從口中或鼻中出、不出則傷肺、傷肺則死矣、讀

此可悟傷風不解成癆之故、勞風者、既勞而又受風也、勞則火起於上、而風又乘之、風火相搏、氣湊於上、故云法在肺下也、肺主氣而司呼吸、風熱在肺、其液必結、其氣必壅、是以俯仰皆不順利、故曰當救俯仰也、救俯仰者、即利肺氣散邪氣之謂乎、然邪氣之散與否、在乎正氣之盛與衰、若陽氣王而精氣引者三日、次五日、又次七日、則青黃之涕從欬而出、出則風熱俱去、而肺無恙矣、設不出、則風火留積肺中、而肺傷、肺傷則喘咳聲嘶、漸及五藏、而虛勞之病成矣、今人治勞、日用滋養、而不少益者、非以邪氣未出之故歟、而久留之邪、補之固無益、清之亦不解、虛勞病之所以難治也、

再按脉解篇云、太陽所謂强上引背者、陽氣大上而爭、故强上也、勞風之病、火在上而風乘之、風火皆陽也、風性善行、火性炎上、非所謂陽氣大上而爭者乎、

結陽結陰

結陽者腫四肢、結陰者便血一升、再結二升、三結三升、結陽陽聚而實也、四肢者諸陽之本、陽實則四肢腫也、結陰陰氣凝聚、不與陽氣相通也、夫陽所以舉陰氣者也、陰無陽而獨、則不復周流四布、有墜而下出耳、再結三結、謂二陰三陰並結不解、結愈甚者下愈多也。

胃脘癰

人病胃脘癰者、診當候胃脈、其脈當沉細、沉細者氣逆、逆者人迎甚盛、甚盛則熱、人迎者胃脈也、逆而甚、則熱聚於胃口而不行、故胃脘爲癰也、按人迎在頭、趺陽在足、皆胃脈也、云當候胃脈者、謂趺陽也、趺陽脈不必沉且細、而今沉且細者、氣逆於上而下乃虛、下虛則沉細也、人迎甚盛者、氣逆於上則上盛、上盛故人迎甚盛、夫氣聚於上而熱不行、胃脘壅遏、得不畜積爲癰耶、

腸覃石瘕

覃延也、瘜肉蔓延、與腸相着、瘕假也、假血成形、積於胞中、血積易去、故曰可導而下、瘜肉漸大、則消之非易、故曰狀如懷子、久者離歲、

肺消

心移寒於肺、爲肺消、肺消者、飲一溲二死不治、肺居上焦而司氣化、肺熱則不肅、不肅則水不下、肺寒則氣不化、不化則水不布、不特所飲之水直趨而下、且并身中所有之津、盡從下趨之勢、有降無升、生氣乃

息故曰飲一溲二死不治、

四維相代

四維四肢也、相代相繼爲腫也、四肢爲諸陽所實之處、相繼爲腫者、氣餒而行不齊也、故曰陽氣乃竭、

四肢不舉

玉機眞藏論云、脾脈太過、則令人四肢不舉、其不及則令人九竅不通、靈樞本神篇云、脾氣虛則四肢不用、是則腹脹涇溲不利、蓋脾虛則營衛凋竭、不能行

其氣於四肢、而爲之不舉、脾寔則營衛過絶、亦不能行其氣於四肢、而爲之不舉、九竅亦然、兩經互言之者、所以窮其變也、

折髀

胃脈搏堅而長、其色赤、當病折髀、胃土太過而火復益之、府陽獨盛、藏陰受傷、則髀痛如折也、

水液渾濁

水液渾濁、有脾經穀氣不化、濕熱下流、亦有因肺金

氣衰而便液停凝、蓋肺司州都之氣化、中氣不足、則溲便爲之變、未可執其皆屬於熱之一語而施治也

厥

巨陽主氣、故先受邪、少陰與其爲表裏也、得熱則上從之、從之則厥也、故有風熱小恙而亦面赤足冷者如是則解外之邪、必靖內之氣、設徒與表藥、眞陽隨越、故曰表裏刺之、飲之服湯、

煎厥

煎厥即熱厥也火迫於下氣逆於上爲厥逆而熱煩也潰潰乎若壞都汨汨乎不可止者言其精神散敗若土之崩若水之放而不可復收之掩之也

氣泄

心脈不及則令人煩心上見欬嚥下爲氣泄氣泄者氣隨便失脾腸之病即氣利也乃火不足而土受病也

瘧

瘧脈緩大虛、調以甘藥、凡諸瘧而脈不見、刺十指間出血、血出必已、故初病脈不出者、多是氣血壅遏所致、無用張皇遽投溫補、亦致敗事、

氣痺精少皆能生寒

人身非衣寒也、中非有寒氣也、寒從中生者何、是人多痺氣也、又腎者水也、而生於骨、腎不生則髓不能滿、故寒甚至骨也、是故氣痺精少皆能生寒、不必定其定責陽虛也、

刺久病

刺久病者、深內而久留之、間日而復取之、必先調其左右、去其血脈、愚謂此刺道也、可通藥之用矣、以至病久入深、故必深內、以其陰氣難得、故必久留、間日者休其氣也、調其左右去其血脈者、調其未病之處使血脈流通也、以丸藥攻其病、以甘藥養其正、且進且止、毋速其效、以平為期、藥之道盡矣、

醫學讀書記卷上

醫學讀書記卷中

古吳尤怡在涇著
後學　程梅齡雪門　校刊
張　澐湖南

風寒營衛之辨

風爲陽邪而上行，衛爲陽氣而主外，以陽從陽，其氣必浮，故曰陽浮者熱自發。陽得風而反强，陰無邪而反弱，以弱從强，其氣必餒，故曰陰弱者汗自出。

傷寒發熱者，陽氣被鬱而不伸也；中風發熱者，陽氣

被引而外浮也、鬱者必發之、浮者不徒解散而已、此桂枝湯所以兼陰陽通合散爲劑也、

仲景衛强營弱之說、不過發明所以發熱汗出之故後人不察、遂有風并於衛、衛寔而營虛、寒中於營、營寔而衛虛之辨、不知邪氣之來、自皮毛而至肌肉、無論中風傷寒、未有不及於衛者、甚者乃并傷於營耳郭白雲所謂涉衛中營者是也、衛病而營和則汗自出、營與衛俱病則無汗矣、無汗必發其汗、麻黃湯所

以去表寔而發邪氣也有汗不可更發汗、桂枝湯所以助表氣而逐邪氣也、學者但當分病證之有汗無汗、以嚴麻黃桂枝之用、不必執營衛之孰虛孰寔、以證傷寒中風之殊、且無汗爲表寔、何云衛虛、麻黃之去寔、寧獨遺衛、能不膠於俗說者、斯爲豪傑之士、營衛本是和諧、衛受邪而反强、榮無邪而覺弱、邪正不同、强弱異等、雖欲和諧、不可得矣、故曰營氣和者外不諧、傷寒分立三綱、桂枝主風傷衛、麻黃主寒傷營、大青龍主風寒兩傷營衛、其說始於叔微許氏、而成於中行方氏嘉言喻氏、以愚觀之、桂枝主風傷衛則是、麻黃主寒傷營則非、蓋有衛病而營不病者、未有營病而衛不病者也、至於大青龍證、其立方之旨、因煩躁而獨加石羔、王文祿所謂風寒並重而閉熱于經、故加石羔於發散藥中者是也、若不過風寒並發、則麻黃桂枝已足勝其任矣、何必更須石羔哉、寒邪閉皮毛而鬱陽氣、是以發熱而汗不出、麻黄杏仁開肺氣發腠理、若桂枝甘草爲辛甘發散之用也、風邪不能外閉陽氣而反内擾陰氣、是以其汗自出、用芍藥者、所以救其營也、是謂風邪傷衛營未受病、與芍藥以安營者、尚隔一層、

寒邪六經俱受不必定自太陽

傷寒傳經次第、先太陽、次陽明、次少陽、次太陰、次少陰、次厥陰、此其常也、然而風寒之邪、亦有徑中陽明

者、仲景云、陽明中風、口苦咽乾、腹滿微喘、發熱惡寒脈浮而緊、又少陽中風、兩耳無所聞、目赤、胸中滿而煩者是也、不獨陽明少陽爲然、即三陰亦有之、云少陰病始得之、反發熱脈沉者、少陰初受寒邪之症也太陰中風、四肢煩疼、陽微陰濇而長者、太陰初受風邪之症也、厥陰中風、脈微浮爲欲愈、不浮爲未愈、此厥陰初受風邪之脈也、此三者又與三陰直中不同直中者病在藏、此則病在經也、是以六經皆能自受

風寒、何必盡從太陽傳入、卽從太陽傳入、亦不必循經遞進、海藏言之最詳、茲不重述、

傷寒傳足不傳手者、寒邪中人、先着皮膚、而足太陽膀胱之脈、在最外一層、故先入之、消深則去皮膚而入肌肉、肌肉爲足陽明之分、故次入之、又消深則在軀殼之內藏府之外、而足少陽之脈、正當半表半裡之間、故又次入之、迨去表而之裏、離陽而入陰、則三陰者、太陰爲開、厥陰爲闔、少陰爲樞、故邪氣入之先

太陰、次少陰、次厥陰也、合而言之、陽主表而陰主裏、表爲府而裏爲藏、故邪氣在表、則足三陽受之、在裏則足三陰受之也、手之三陽雖亦主表、而太陽小腸、少陽三焦、陽明大腸、並從手至于頭、位偏而脈短、不若足經之自下行上、綱維一身也、手之三陰雖亦主裏、然太陰肺、少陰心、厥陰胞絡、並處上焦、不若脾腎之寔居陰位也、是故手三陽經雖陽、而脈紬於表、惟足三陽爲獨主陽之表、手三陰藏雖陰、而位不處陰、惟足三陰爲獨主陰之裏、傷寒之邪、所以恒在足而不在手歟、發明所謂傷寒止傷西北而不傷東南亦穿鑿之語、夫邪氣侵淫、自足及手者有之、如玉機所謂足經實、手經虚、故能寃熱潔古所謂壬病傳丙丙病傳丁者是也、然非汗下差悞、或七情勞倦之故焉有傳及手經者哉、

陽結陰結

脈浮而數、能食不大便者、名曰陽結、十七日當劇、脈

沉而遲、不能食、身體重、大便反鞕、名曰陰結、十四日當劇、蓋天人之氣、十五日一更、更則結者當解、設不解、其病則劇、云十七日者、陽結能食、故過期、十四日者、陰結不能食、故不及期也、成氏過結再傳之說、失之泥矣、

縱橫

傷寒、腹滿譫語、寸口脈浮而緊、此肝乘脾也、名曰縱刺期門、傷寒、發熱、嗇嗇惡寒、大渴欲飲水、其腹必滿

自汗出、小便利、此肝乘肺也、名曰横、刺期門、按腹滿讝語、其脈當寔沉、而反浮緊、此非裏寔、乃肝邪乘脾氣窒而寔也、發熱惡寒、病爲在表、其證而不當渴、而反大渴、此非內熱、乃肝邪乘肺、氣鬱而燥也、以裏無熱、不能消水、故腹滿、而汗出便利、則肺氣已行、故愈二者俱瀉肝邪則愈、設不知而攻其寔熱則誤矣、此病機之變、不可不審也、

戰慄

邪氣入正氣抑則病，正氣復邪氣退，則汗出而愈矣。然邪猶未强而未即服，正猶微而未即勝，此所以戰也。

邪氣外與正爭則爲戰，内與正爭則爲慄。慄者心内鼓慄，經曰，陰中于邪，必内慄也。若戰則但肢體戰搖而已。戰者正氣勝，則有得汗而解者。慄者有内氣虚，不能禦邪，遂成厥脱也。

熱入血室

熱入血室三條，其旨不同，第一條是血舍空而熱乃入者，空則熱不得聚而游其部，故胸脇滿；第二條是熱邪與血俱結於血室者，血結亦能作寒熱，柴胡亦能去血結，不獨和解之謂矣；第三條是熱邪入而結經尚行者，經行則熱亦行而不得留，故必自愈。無犯胃氣及上二焦，病在血而不在氣，在下而不在上也，若誅伐無過，變證隨出，烏能自愈耶。

蓄血

下利寸脈反浮數者、陽之盛也、尺中自濇者、陰之虛也、以陽加陰、必圊膿血、

少陰熱在膀胱而便血者、藏邪還府、血去熱出、當愈、强發少陰汗而動血者、熱邪內廹、血去陰竭、多死、

吐利煩躁四逆

少陰病、吐利煩躁四逆者死、爲陰極而陽絶也、少陰吐利、手足厥冷、煩躁欲死者、吳茱萸湯主之、爲陰盛而陽爭也、病症則同、而辨之於爭與絶之間、葢亦微

矣、

亡陽無陽

亡陽陽不守也、無陽陽之弱也、陽亡者藩籬已徹、故汗出不止、陽弱者施化無權、故不能作汗、

絶陽

陽爲津液之源、津液爲陽之根、汗出過多、胃氣生熱津液竭矣、陽氣雖存、根本則離、故曰絶陽、

厥

傷寒脈促、手足厥逆者、可灸之、按本論云、脈陽盛則促、則手足厥逆而脈促者、非陽之虛、乃陽不通也、灸之所以引陽外通、若厥而脈微者、則必更以四逆溫之、

病人手足厥冷、脈乍緊者、邪結在胸中、胸中陽也、陽實氣於四肢、邪結胸中、其陽不布、則手足無氣而厥冷、胸邪最高、高者因而越之、故曰當吐之、宜瓜蒂散脈促者、陽結不通、故宜引其陽、脈緊者、陽爲邪遏、故

須吐其邪、二者皆與陽虛厥逆不同、脈微而厥者、陽之虛也、宜四逆輩、脈細而厥者、血虛不營於四末也、宜酸甘辛藥溫之潤之行之、當歸四逆是也、

厥熱

傷寒先厥者、寒邪乍中、陽氣暴折也、後熱者、陽氣漸復、陰邪將却也、五日厥、熱亦五日者、陰勝陽復之常也、厥深者熱亦深、厥微者熱亦微、謂有勝則有復、勝

之甚者其復亦甚、非以外厥之微甚、卜裡熱之淺深也、

傷寒前厥而後熱者、其病多吉、陽復而陰剝也、前熱而後厥者、其病多凶、陰進而陽退也、厥四日、熱反三日、即顯陽微之機、不待復厥至五日而知其病之進也、熱四日、厥反三日、即顯陰負之兆、不待復熱至五日、而知其病之必愈也、

三陰下症

太陰有桂枝加大黄湯下之一症，少陰有大承氣急下三症，厥陰有小承氣下之一症。夫邪入三陰，病已深矣，其幸而不死者，其邪仍從陽而出耳。張季明所謂太陰脾經，温燥不行，亦當温利自陽明出，如桂枝加大黄是也。少陰腎經，雖用附子，復使麻黄，厥陰肝經，用桂枝，則知少陰亦自太陽出，厥陰亦自少陽出。及其太陽少陽鬱閉不行，則當自陽明出，故三陰皆有下症也。

桂枝湯

風之爲氣、能動陽氣而泄津液、所以發熱汗自出、與傷寒之發熱無汗不同、此用桂枝外發邪氣、即以芍藥內安津液、炙甘草合桂枝之辛、足以攘外、合芍藥之酸、足以安內、生薑大棗甘辛相合、亦助正氣去邪之用、蓋以肌解而邪不去、故不用麻黃發表、而以桂枝助陽以爲表、以其汗出而營自和、故不用石羔之清裡、而用芍藥斂陰以爲裡、此桂枝湯之所以大異于麻黄大青龍也。

麻黄湯

寒邪傷人陽氣，鬱而成熱，皮膚閉而成寔，麻黄輕以去寔，辛以發陽氣，温以散寒氣，杏仁佐麻黄，通肺氣使腠理開洩，王好古謂其爲治衛寔之藥者是也。然泄而不收，升而不降，桂枝甘草雖以佐之，寔監制之耳。東垣云，麻黄湯是陽經衛藥也，開腠理，使陽氣申洩，此藥爲衛寔也。

大小青龍湯

大青龍治風寒、外壅而閉熱于經者、小青龍治風寒外壅而伏飲于內者、夫熱鬱於經、而不用石羔、汗爲熱隔、寧有能發之者乎、飲伏於內、而不用薑夏、邪與飲搏、寧有能散之者乎、其芍藥五味、不特逆氣而安肺氣、抑且制麻桂薑辛之勢、使不相鶩、而相就以成內外協濟之功也、

桂枝去芍藥加蜀漆龍骨牡蠣救逆湯

傷寒脈浮，醫以火迫刼之，亡陽必驚狂，起臥不安者，桂枝去芍藥加蜀漆龍骨牡蠣救逆湯主之。按此所謂陽者，乃心之陽，蓋即神也。火氣通於心，神被迫而不收，與發汗亡陽者不同。發汗者動其腎，則厥逆筋惕肉瞤，故當用四逆。被火者傷其心，則驚狂起臥不安，故當用龍牡。其去芍藥加蜀漆者，蓋欲甘辛急復心陽，而不須酸味更益營氣也。與發汗後其人叉手自冒心，心下悸欲得按者，用桂枝甘草湯同。蜀漆即

常山苗味辛能去胸中邪結氣此症火氣內逼心包故須以逐邪而安正耳

五苓豬苓

五苓豬苓並治脈浮發熱渴而小便不利之症然五苓則加桂枝白朮而治太陽豬苓則加滑石阿膠而治陽明蓋太陽為開陽明為闔太陽為表之表其受邪也可以熱發可以辛散陽明為表之裡其氣難泄其熱易畜其發散攻取自與太陽不同是以五苓散

加甘辛溫藥、假陽氣以行水、豬苓湯加甘鹹寒藥、假陰氣以利水也、

瀉心諸湯

傷寒、下後、心下滿而不痛者爲痞、半夏瀉心湯主之、蓋客邪內陷、既不可從汗泄、而痞不寔、又不可從下奪、故惟半夏乾薑之辛、能散其結、苓連之苦、能洩其滿、然其所以泄散者、雖藥之能、而寔胃氣之使也、此用人參甘草者、非以下後中傷、故以益氣而助其能

耶、

甘草瀉心、生薑瀉心、雖同爲治痞之劑、而生薑瀉心、意在胃中不和、故加辛溫以和胃、甘草瀉心、意在下利不止、與客氣上逆、故不欲人參之增氣、而須甘草之安中也、

大黃黃連瀉心湯、治傷寒汗下後、心下痞、按之濡、其脈關上浮者、成氏云、此虛熱也、與大黃黃連、以導其虛熱、按成氏所謂虛熱者、對燥屎而言也、蓋邪熱入

裡與糟粕相結，則爲寔熱；不與糟粕相結，則爲虛熱，非陰虛陽虛之謂。本方以大黄、黄連爲劑，而不用枳朴等藥者，蓋以泄熱，非以蕩寔熱也。

白通四逆

白通、四逆，倶用薑附，倶爲扶陽抑陰之劑。而白通意在通陽，故用葱白，凡厥而下利脈微者用之；四逆意在救裡，故用甘草，凡厥而清穀不止者用之。若通脈四逆，則進而從陽，以收外散之熱；白通加人尿猪膽

汗、則退而就陰以去格拒之寒也、

麻杏甘石湯

汗出而喘無、大熱者、其邪不在經腠而在肺中、故非桂枝所發能、麻杏辛甘入肺散邪氣、肺被邪鬱而生熱、石羔辛寒入肺除熱氣、甘草甘溫安中氣、且以助其散邪清熱之用、乃肺藏邪氣發喘之的劑也、

飲症煩傷寒

傷寒若吐若下後、心下逆滿、氣上衝胸云云、按此非

傷寒症、乃屬飲家也、金匱云、膈間支飲、其人喘滿、心下痞堅、得之數十日、醫吐下之不愈、木防已湯主之、又云其人振振身瞤動者、必有伏飲、又云、心下有痰飲、胸脇支滿目眩、是也、成氏以爲裡虛氣逆、與此藥和經益陽散氣、恐未切當、

病如桂枝症、頭不痛、項不强、寸脈微浮、胸中痞鞕、氣上衝咽喉、不得息者、此爲胸有寒也、當吐之、宜瓜蒂散、寒謂寒飲、非寒邪也、此亦痰飲類傷寒症、活人書

云痰飲之爲病，能令人惛寒發熱，狀類傷寒，但頭不痛項不强爲異耳。

簡誤

汗多則熱愈，汗少則便難，疑是汗少則熱愈，汗多則便難。太陽篇云：脈陽微而汗出少者，爲自和也；汗出多者，爲太過。陽脈實，因發其汗出多者，爲亦太過。太過爲陽絶於裡，亡津液，大便因鞕也。成氏謂汗少則邪熱不盡，又走其津液者非。

太陽病十日已去、脈浮細而嗜臥者、外已解也、設胸滿脇痛者、與小柴胡湯、脈但浮者、與麻黃湯、謂脈但浮而不細、嗜臥者、邪猶在外、宜麻黃湯、脈浮細不嗜臥、而胸滿脇痛者、邪又在少陽、宜小柴胡湯、非外已解而又和之發之之謂也、

太陽病、脈浮緊無汗發熱、身疼痛、八九日不解、表症仍在、此當發其汗、服藥已微除、其人發煩目瞑、劇者必衄、衄乃解、所以然者、陽氣重故也、麻黃湯主之、按

麻黄湯主之句，當在此當發其汗下，謂服麻黄湯已病雖未除，而又發煩目瞑，劇者陽邪上盛，必將衄血而後解，非既衄血而又以麻黄湯發之也，然亦須審微甚而處之，若其欲衄而血不流，雖衄而邪不解者則仍宜發汗，仲景云，傷寒脉浮緊，不發汗因致衄者麻黄湯主之是也，

傷寒，脉浮滑，此表有熱，裡有寒，白虎湯主之，按陽明篇云，傷寒無大熱，口燥渴，心煩背微惡寒者，白虎湯

主之厥陰篇云、傷寒脈滑而厥者、裡有熱也、白虎湯主之、審此本文、當作裡有熱表有寒、表寒卽手足厥背惡寒之謂、蓋傳寫之誤、不必曲爲之解也、

症象陽旦一條、蓋卽前條之意、而設爲問答、中間語意殊無倫次、豈後人之文耶、昔人讀考工記、謂不類於周官、余於此條亦云、

下利清穀、汗出必脹滿者、傷其陽而氣不行、成氏謂亡津液者非也、

寒寔結胸、無熱證者、與三物小陷胸湯、白散亦可服、當作寒寔結胸無熱證者與三物白散、舊本必有誤也、既已寒寔、何可更用瓜蔞黃連寒藥耶、

傷寒雜論

太陽病、初服桂枝湯而反煩者、陽邪痺於陽而不散也、故先刺風池風府、以通其痺、陽邪被抑而未服者、仍當從陽因而去之、此桂枝湯去芍藥之意、

病在陽而反下之、邪氣被抑而未復、正氣方虛而不振、是以其脈多促、然當辨其仍在表者、則純以辛甘發之、桂枝去芍藥湯是也、辨其兼入裡者、則并以苦寒清之、葛根黃芩黃連湯是也、

餘寇未平、復合爲亂、餘邪未淨、復集爲病、傷寒發汗解半日許復煩、是也、

大下之後復發汗三條、均是汗下之後、然小便不利者、傷其陰也、振寒脈微細者、陰陽俱傷也、晝日煩躁

不得臥者、傷陽而不傷陰也、於此見病變之不同、發汗則動經者、無邪可發、而反動其經氣也、余謂此條爲飲症者、未必謬也、

發汗後、水藥不得入口者、是動其經氣也、

但陽脈微者、先汗之而解、但陰脈微者、下之而解、此逐堅攻瑕之法、

喘而汗出、有陽氣虛脫者、亦有熱氣內迫者、太陽病下之、下利脈促、喘而汗出、葛根黃連黃芩湯主之、是

也、

利水逐血、爲熱入膀胱兩大法門、利水分清溫、五苓猪苓是也、逐血辨微甚、桃仁承氣抵當湯丸是也、

青龍湯主散表寒而兼清裡熱、故麻黃多於石羔、麻杏甘石主清肺熱而兼散肺邪、故石羔多於麻黃、桂枝湯主散表邪、故桂枝湯倍芍藥、而益生薑之辛、建中湯主立中氣、故芍藥倍桂枝、而益飴糖之甘、品味相同、而君臣異用、表裡補瀉、因之各異矣、

太陽轉入陽明、其端有二、一者汗出不徹、邪氣不服而傳、曰太陽初得病時發其汗、汗先出不徹、因轉屬陽明也、一者汗出過多、胃中乾燥而傳、曰太陽病若發汗若吐若下若利小便、此亡津液、胃中乾燥、因轉屬陽明也、

經邪不能聚、故傳、入府則聚而不傳、經邪未變、故惡寒、入府則變熱而不寒、曰陽明居中土也、萬物所歸無所復傳、始雖惡寒、二日自止、此爲陽明入府症也

陽明病，法多汗，反無汗，其身如蟲行皮中狀者，氣內蒸而津不從也。

痞症表未解者，宜先解表，不可便治其痞。若兼下利不止者，則不拘此例，宜合表裡而並治。太陽病外症未除而數下之，遂協熱而利，利下不止，心下痞鞕，表裡不解者，桂枝人參湯主之是也。

陽明津涸，舌乾口燥者，不足慮也。若并亡其陽則殆矣。少陰陰陽虛，汗出而厥者，不足慮也。若并傷其陰則

危矣、是以陽明燥渴、能飲冷者生、不能飲者死、少陰厥逆、舌不乾者生、乾者死、

少陰病八九日、一身手足盡熱者、邪自本而之標、自藏而入府也、雖便血可治、

醫學讀書記卷中

醫學讀書記

醫學讀書記卷下

古吳尤怡在涇著
後學　程梅齡雪門
　　　張澐湖南　校刊

制方用藥必本升降浮沉之理

易曰、天道下濟而光明、地道卑而上行、故上下升降而氣乃和、古人制方用藥、一本升降浮沉之理、不拘寒熱補瀉之迹者、宋元以來、東垣一人而已、蓋四時之氣、春升夏浮、秋降冬沉、而人身之氣、莫不由之然升降浮沉者氣也其所以升降浮沉者人之中猶天之樞也今人飢飽勞役損傷中氣於是當升者不得升當降者不得降而發熱困倦喘促痞塞等症見矣夫內傷之熱非寒可清氣陷之痞非攻可去惟陰陽一通而寒熱自已上下一交而痞隔都損此東垣之學所以能爲舉其大槩李瀕湖曰升降浮沉則順之寒熱溫涼則逆之故春宜辛溫夏宜辛熱長夏宜甘苦辛溫秋宜酸溫冬宜苦寒愚謂升降浮沉則順之

者所以順天時之氣也寒熱溫涼則逆之者所以救氣化之過也、李氏辛甘酸苦之用是已、若春宜溫夏宜熱冬宜寒之謂、是助之也、豈逆之謂哉、

五行問答

容曰、五行生尅之說、非聖人之言也、秦漢術士之所僞撰也、余曰、於何據也、曰、易言八卦而未及五行、洪範言五行而未及生尅是以知其爲無據之言也、曰子曷不觀諸河圖洛書乎、河圖之數一、六居下水也

二七居上火也三八居左木也四九居右金也五十居中土也洛書之數戴九履一一水生之數也一之右爲七七火之成數也七之右爲九九金之成數也九之右爲三三木之成數也五居於中五土之成數也夫河圖逆而左旋以次相生洛書順而右轉以次相尅尅者反順生者反逆此造化之妙也且河圖左旋相生而其對待則皆相尅洛書右轉相尅而其對待則皆相生是以生机恒寓於消落之中而生氣每

藏於盛長之內、生而無尅、則有進無退、而氣易盡、尅而無生、則消者不長而机以窮、生也尅也、天地自然之理、莫知其然、而不得不然者也、子又何疑焉、曰、河圖洛書、古未必有、此亦秦漢人所撰、以神其說者乎、曰、易不云乎、河出圖、洛出書、聖人則之、何子之不察也、且五行生尅、天地之數也、河圖洛書、亦天地之數也、未有圖書以前、天地之數、昭然已備、即圖書至今不出、而圖書之象、昭然亦備、圖書可假、天地之數不可假也、夏之暑肇于春之温、冬之寒始于秋之涼氣之黙運然也、一陽轉而土膏僭動、天氣肅而海水西盛、杲日出而霜露立消、涼風至而萬木凋落、象之顯呈者也、而又何疑于圖焉、曰、水生於天者也、豈生於金乎、方諸取水、月爲水母、月亦生于金乎、水生木、未有木生于江湖波濤者、水輔木以生、土而專歸之水可乎、曰、天者乾之體也、月者金之精也、坤也者萬物皆致養焉、五行皆不能離土而生、獨木然也哉、曰、岱石出火、漢井出烟、是土生火也、海中陰晦、波如火燃、是水生火也、火熱而水乾、是火反尅水也、水沖而土潰、是水反尅土也、叢竈燎原、火亦尅木、鋤圃耜田、金亦尅土、生尅之道、不亦亂而無序乎、曰、河圖洛書、水上火下、木東金西、天地之位、前南後北、左東右西、其序秩然、而不可紊亂者也、其序秩然、不可紊亂、則其生其尅、亦循序旋轉、而不可紊亂者也、若深井有火、高原出泉、則二氣相更之妙耳、火燃水乾、水衝土潰、則盛衰勝復之常耳、是以窮五行之變、則可以爲是即五行之事、則不可也、且所謂相尅者、不過制其太過、而使歸于平、非斬絶滅竭之謂也、又以抑其浮盛而使還于根、以爲生發之兆、雖相尅而寔相成也、若金斲土掩、火燃水衡、此立盡之數、豈足語造化生成之妙哉、

通一子雜論辨

君火疑命于心、爲十二官禀命之主、相火一位於命

門、一寄於三焦、爲十二經生氣之原、由是神机不息而造化成焉、此千古不易之道也、而適一子之言、總言大體、則相火寄在命門、折言職守、則藏府各有君相、若然則十二官有十二君相矣、五藏六府將亂而自用、心君不其守府乎、曰、凡以心之神、肺之氣、脾胃之倉廩、肝膽之謀勇、腎之伎巧變化、皆發見之神奇、使無君相、何以能此、不知心肺脾肝胃膽腎之能變化出入者、皆稟心之君火以爲主、命門三焦之相火以爲用、猶庶司百職、共稟火君之命、而效成於下、豈一藏有一君相之謂哉、即爾謂藏府各有相可矣、而謂藏府各有君可乎、夫立言所以明道、若此者、求之太深、出之反晦、亦賢知之過也、

元氣、是生來便有此氣、漸長漸消、爲一生盛衰之本元精者、與氣俱來、亦漸長漸消、而爲元氣之偶、元神者、元氣元精之靈者也、能變化往來、而爲精氣之主也、景岳謂無形之火、神机是也、亦曰元氣、無形之水

天癸是也、又曰元精、元精元氣、即化生精氣之元神也、以神爲火、以氣爲神、以精爲無形、以精氣爲神所化語殊未瑩、

丹溪之治呑酸、必以黃連爲君、而以吳茱萸佐之、治心腹痛症、謂宜倍用山梔、而以炒干薑佐之、夫既謂其熱寒之可也、何又並用如此、余謂丹溪所治呑酸心腹痛、並皆火熱鬱結之病、火熱則宜清、鬱結則宜散、茱萸干薑、蓋資其散、不資其熱也、且既曰佐矣、則

所用無多、自無掣肘矛盾之處、而有相助爲理之益、屢試屢驗、不可廢也、

曰頭目口齒咽喉等症、方書悉云風熱、多以升降並用、逆從兼施、獨不慮升者碍降、降者碍升乎、從者碍逆、逆者碍從乎、以愚所見、風熱交熾之症、多有挾身中之陰火上從、而爲面赤足冷者、古方之升降並用者、所以散其外、且以安其內也、若升而無降、則有躁煩厥逆之變、降而無升、則有瞀悶喘逆之憂、不可不

知也、

丹溪之所謂陽有餘陰不足者、就血與氣言之也、景岳之所謂陽不足陰有餘者、就神與形言之也、形神切于攝養、氣血切於治要、各成一說而已矣、

痢之爲病、氣閉于下、而火復迫之、是以腹痛裡急、糟粕不出而便腸垢也、其源皆由于暑濕與瘧病俱發于夏秋、蓋傷于經絡則成瘧、而入于腸臟則爲痢也、經絡之邪、可散而愈、故治宜辛苦溫之藥、腸臟之熱

非清不愈、故宜治辛苦寒之藥、亦發表不遠熱、攻裡
不遠寒之意、河澗之主用清寒、葢亦有見于此、景岳
不審痢病之所從來、而以五臟五行爲說、謂惟心可
言火、其餘則均不可言火、此但足資辨論而已、豈足
補于治要哉、

脈來動而中止、更來小數、中有還者反動、名曰結陰
也、脈來動而中止、不能自還、因而復動、名曰代陰也、
得此脈者必難治、葢結脈止而即還、不失至數、但少

差池耳、代脈止而不還、越期乃還、有此絕而彼來代之意、此余之所親歷有如是者也、而景岳云、凡見忽大忽小、乍遲乍數、更變不常者、均謂之代、似此淪亂舊法、未足多也、

上下來去至止六字、景岳因滑氏之言、而復傳其蘊而來去二義、尤爲精切、

曰風之與寒、本爲同氣、但風邪淺而寒邪深、淺屬陽而深屬陰耳、此言最爲明了、

今時皆合併病之名，語詳而理確。

曰氣虛于中，不能達表，非補其氣，肌能解乎。血虛于裡，不能化液，非補其血，汗能生乎。又有火盛而水涸于經者，譬如乾鍋赤裂，潤自何來，但加以水，則鬱蒸沛然而氣化四達。又曰或發表，或微解，或溫散，或涼散，或補中托裡而爲不散之散，或補陰助陰而爲雲蒸雨化之散。此公于發表一法，獨能得其精奥，故其言之盡而無敝，確而可守如此。

口眼歪斜之病、按仲景云、絡脈空虚、賊邪不瀉、或左或右、邪氣反緩、正氣即急、正氣引邪、喎僻不遂、及前賢針灸膏摩之法俱云、左歪治右、右歪治左、以余所見、凡手廢在左者、則口眼歪于右、廢在右者、則口眼歪于左、大法散邪養血、往往獲愈、若純施補、則留連轉劇、而景岳乃云、以藥治者、左右皆宜從補、以艾治者、當從其急處而灸之、余常謂景岳之學、得于推測者、此類是也、中風者、風從外入天地之邪氣也、類中風者、風自內生、肝臟之厥氣也、肝之生氣暴而病速、肝氣既厥、諸氣從之、諸液又從之、諸氣化火、諸液化痰、輻湊上焦、流溢經絡、如風雨之驟至、如潮汐之乍湧而不可當也、豈特如景岳所謂氣血虛敗而已哉、昔賢于此症、或云火、或云痰、或云氣虛、三者誠俱有之、余惜其終屬模糊、而未中肯綮也、

補下治下制以急、大承氣之無甘草、腎氣丸之有苓

澤、蓋謂此也、左歸右歸二飲、亦倣腎氣之意、乃去澤瀉之鹹、而加甘草之甘、既減下趨之勢、更與緩中之權、雖與之歸、其可得乎哉、

補中益氣用芪朮、其意在求陽也、故加升柴以引之、補陰益氣用地藥、其意在求陰也、而亦用升柴、是將之燕而越是指也、若曰陰氣必資陽氣而後升、則是附子桂心之任、而非升柴之輕脫所得而與者已、若謂陰虛而邪留者設、則是古方柴胡四物之例、以爲

補陰散邪則可、以爲補陰益氣則不可也、

柴胡等飲六方、分温涼脾胃血氣邪氣六法、頗盡表法之變、但不得以柴胡一味印定眼目、學者善師其意可也、

景岳五福飲、于八物湯中、去茯苓川芎之通、芍藥之攝、僅參朮歸地草五味、則呆鈍不靈矣、而云五藏俱補、既無向導、又失統御、未足法也、

土具沖和之德、而爲生物之本、沖和者、不燥不失、不

冷不熱、迺能化生萬物、是以濕土宜燥、燥土宜潤、使歸于平也、熟地之補脾、蓋補脾之陰耳、若濕勝者非所宜也、要知熟地入腎則補腎陰、入脾則補脾陰、景岳乃謂地黃是太陰陽明之藥、則泥而不通矣、

一陰二陰等煎、蓋卽天一地二諸數而明其方、故五陰煎爲補脾陰之劑、方中不宜更雜白术扁豆蓮肉、蓋白术燥脾濕、扁豆蓮肉益脾氣、而不能長脾陰也、二飲煎卽導赤散、加麥冬棗仁元參黃連清潤之品、

殊覺有力、

喻氏春温論辨

喻氏論春温、以冬傷于寒、春必病温爲一例、以冬不藏精春必病温爲一例、以旣傷于寒、又不藏精爲一例、愚按金匱云、大邪中表、小邪中裡、大邪漫風、雖大而力微、小邪戶牖隙風、雖小而氣銳、以其銳也、故深入在裡、以其小也、故藏而不覺、冬傷于寒者、冬時所受之寒、本自小而不大、而又以不能蟄藏之故、邪氣得以深伏于裡，伏之既久，寒變爲熱，至春人氣升浮，邪氣與之俱出，則發熱而渴，是以冬傷于寒者，春月温病之由，而冬不藏精者，又冬時受寒之源耳。嘉言所分三例，其實不過一端，而强爲區畫，辭愈煩而理愈晦矣。

寒毒藏于肌膚，此叔和之謬說也，喻氏亦云冬傷于寒，藏于肌膚，感春月之温氣而始發。肌膚陽明胃之所主也，愚意肌膚非能藏之地，陽明亦無受寒不發之理、惟少陰爲陰、寒邪亦爲陰、以陰遇陰、故得藏而不發、是以傷寒之邪、自太陽遞入三陰、温病之邪、自少陰傳出三陽、非肌膚與胃之云乎哉、

喻氏云、仲景治温症、凡用表藥、皆以桂枝湯、以示微發于不發之意、又云、温病一二三日間、當用麻黄附子細辛湯麻黄附子甘草湯、深入腎中、領出外邪、則重者愈矣、此喻氏之臆説、非仲景之舊章也、蓋温邪非發散可愈、即有表症、亦豈辛温可發、且桂枝湯、爲傷

寒、表病而裡和者設、溫症邪從裡發、而表且未病、若用桂枝、適足以助溫邪而留病氣、又溫病伏寒變熱、少陰之精已被刼奪、更用辛附、是絕其本而資之脫也、郎曰少陰本寒標熱、邪入其界、非溫不散、然而溫病之發、寒已變熱、其欲出之勢、有不待引之而自甚者、其不能出者、必皆陰精已涸者也、不然寧有不出者耶、喻氏强引經文、傳會已意、自誤誤人、不容不辨

喻氏云、冬傷于寒者、太陽膀胱主之、冬不藏精者、少

陰腎經主之、與兩感傷症中、一日太陽受之、即與少陰俱病、則頭痛口乾煩渴而滿之例、纖毫不差、愚謂温病有新舊合邪、而無表裡兩感、蓋温病是伏氣所發、少陰有伏氣、太陽而亦能伏氣者、未必然也、不能伏則感而即發、乃是傷寒、而終非温病矣、

喻氏云、少陰爲陰藏而少血、所以强逼少陰汗者、重則血從耳目口鼻出、而厥竭可虞、輕亦小便不利、而枯涸可待、余每用桂枝、必加生地以匡芍藥之不逮

功効歷歷可紀、此論最善、可以稍補前言之失、益溫病之發、陰氣先傷、設有當行解散者、必兼滋陰清熱之品參其間、昔賢于葱豉湯加童便、梔豉湯中加生地麥冬、亦此意也、

又曰、今人見熱勝煩枯之症、而不敢用附子者、惡其以熱助熱也、孰知不藏精之人、腎中陽氣不鼓、津液不得上升、故枯燥外見、纔用附子助陽、則陰精上交于陽位、如釜底加薪、則釜中之氣水上騰、而潤澤有

立至者、數語亦有至理、惟于温病不能無弊、蓋陰凝之枯燥、與陰竭之枯燥、霄壤懸殊、萬一誤投、死生立判、不可不細審也、

軻氏傷寒論翼辨

軻氏云、仲景之書、撰同素問、皮部論云陽主外、陰主内、故仲景以三陽主外、三陰主内、又曰在陽者主内、在陰者主出、以滲于内、故仲景又以陽明主内、少陰亦有反發熱者、故仲景于表劑中用附子、是因其滲

也。又曰：少陰之陰，名曰樞儒。其入于經也，從陽部注于經；其出者，從陰內注于骨。故仲景製麻黄附子湯治發熱脈沉無裡症者，是從陽部注經之意也；製附子湯治身體骨節痛、手足寒、背惡寒、脈沉者，是從陰內注于骨之義也。按《內經》所謂陽主外，陰主內者，是言陽明之陽，以陽明爲陽之闔，故出則從陽而主外，入則從陰而主內也。所謂在陽者主內，在陰者主外，以滲于內者，是言少陽之陽，以少陽爲樞，爲机之地故在陽者其用反從陰而主內在陰者其用反從陽而主出以滲于內滲于內如便液之屬蓋從內出外之意也少陰亦樞機之地故其入者反從陽而注于經其出者反從陰內注于骨也此皮部論之義柯氏似此援引未盡的確

軻氏援地理兵法喻病邪之淺深方藥之大小可謂深切著明而于兵法又多精義非好為夸大者可比張千秋口陳烏桓兵事瞭如指掌非達識經事不能

如此、

軻氏因陰陽十脈而立對待、正看六法曲盡其變、幾無遁形矣、

太陽膀胱之經、起于足小指、循股、上行至頭、爲三陽之表、而寒邪傷人、多自表入、故太陽得先受邪、有頭項強痛背疼等症、而軻氏云、心爲太陽、故得外統一身之氣血、內行藏府之經隧、若膀胱位列下焦、爲州都之官、所藏精液、必待上焦之氣化而後出、何能外

司營衛、爲諸陽主氣哉、又曰、傷寒最多心病、以心當太陽之位也、心爲君主、寒爲陰邪、君火不足、寒氣得以傷之、所以名爲大病、按少陰心經、起于手小指、循臂上行入缺盆、注心中、今傷寒初病、不問有是經所生症者、而邪入心經、亦不復見頭項强痛等症、夫心以爲太陽之位、則不應無太陽之症、以心爲一身之主、不得易膀胱之位、況仲景所謂太陽者、只就經脈而言、自表邪傳經入裡、熱結膀胱、乃始及于府、軻氏但知其位卑在下，不得爲都會之地，而不思其經絡所過，實爲一身之表，徇尊卑之名，忘經野之實，亦何取焉。且傷寒雖曰大病，未必便是死症。若寒邪犯心，水來尅火之説，自是寒邪直入心藏之病，而非大槩傷寒在表之病矣。必如其説，則傷寒之病，十無一生，雖救療之不及，而何有延至十數日之久哉。且以心當太陽之位，則太陽隨經入裡之邪，將直犯君主，而何以仍歸膀胱，爲小便不利，爲結血不行，炫新説

而變舊章、智者之過也、道其不明矣夫、

膀胱有下口而無上口、處大腸小腸交接之間、即闌門也、闌門者泌別水穀之處、氣通命門、人之水穀入胃、以次傳入小腸、斯時雖已熟腐、而清濁猶未分也、至于闌門、而得命門之火、薰蒸分布、於是水液滲入膀胱、糟粕下入大腸、入大腸者、以漸而下、入膀胱者滿而後瀉、軻氏乃謂膀胱有上口而無下口、能入而不能出、必待太陽氣化而溺始出、非也、果爾則胞中之水，其滲已多，而猶未溺之時，更于何處可畜耶？且內經所謂氣化則能出者，亦非太陽之氣化，乃肺經之氣化也。肺經之氣化，則膀胱之氣亦化，滿而後出，虛而復受，不然雖滿不能出也。是以膀胱雖主津液，而非命門之火蒸之，則不能入；非肺金之氣化，則不能出。不入則滹瀉之病生，不出則癃閉之病作矣。

宣明人參白术散方論

宣明人參白术散，治徧身燥濕相搏，玄府緻密，遂致

忪悸發渴飲食減少不爲肌膚方以人參甘草甘以
益虛也生地黄潤以滋燥石羔黄芩滑石寒以除熱
也白术茯苓燥以除濕也而意特在濕熱故白术滑
石石羔數獨多焉其用參地甘草者熱積則眞氣消
濕聚則堅燥生也尤妙在薄荷藿香以行表氣縮砂
仁以行裡氣表裡氣通而後濕可行熱可去此畫龍
點睛法也白术湯方論與此畧同學者宜究心焉

柴胡梅連散羅氏秦艽鱉甲散方論

風勞骨蒸，久而咳嗽吐血，脈來弦數者，柴胡梅連散主之。蓋邪氣既久，積于表裏之間，而不退，非可一汗而去者，故用柴胡之辛散，必兼烏梅之酸收，而久積之風，内藴骨髓者，已變風之體而爲熱，則宜用胡黄連之苦寒以清之。然兵無向導，則不達賊境，藥無引使，則不通病所，新病且然，況伏邪乎。故膽以合膽，髓以合骨，韭白之通陽，童便之通陰，而表裏肌骨之邪庶盡出歟。

秦艽鱉甲散

羅氏秦艽鱉甲散，與柴胡梅連同意，亦治風勞骨蒸肌熱之症，然減前胡之洩氣，而加當歸之和血，去黃連之苦寒，而用青蒿之辛涼，氣味爲較和矣，久病之人，未必不宜緩法也。

補中益氣湯六味地黃湯合論

陽虛者氣多陷而不舉，故補中益氣多用參芪术草甘溫益氣，而以升柴辛平，助以上升，陰虛者氣每上而不下，故六味地黄丸多用熟地黄、肉山藥，味厚體重者，補陰益精，而以茯苓澤瀉之甘淡，質之下降，氣陷者多滯，陳皮之辛，所以和滯氣，氣浮者多熱，牡丹之寒，所以清浮熱，然六味之有苓澤，猶補中之有升柴也，補中之有陳皮，猶六味之有丹皮也，其參芪歸术甘草，猶地黄茱萸山藥也，法雖不同，而理可通也。

歸脾湯方論

歸脾湯兼補心脾，而意偏治脾，觀于甘温補養藥中而加本香醒脾行氣，可以見矣。龍眼遠志，雖曰補火，實以培土。蓋欲使心火下通脾土，而脾益治，五臟受氣，以其所生也，故曰歸脾。

鳳髓丹方論

鳳髓丹，爲太陰濕熱下注少陰，遺濁者設。黃柏苦能燥濕，寒能除熱，故以爲君。濕熱易成壅滯，砂仁之辛香，可以利之。脾邪不獨傷腎，亦且自傷，炙甘草之甘溫，可以益之。然諸治濕熱藥不用，而獨取黃柏、砂仁

者以其氣味兼通少陰也

小投杯湯方論

上氣有熱者麻杏甘石湯無熱者小投杯湯蓋即麻杏甘石而以桂心易石羔同一通肺下氣而寒溫易用法斯備矣

清暑益氣湯清燥湯合論

清暑益氣湯蓋謂其人元氣本虛而又傷于暑濕脾得濕而不行肺得暑而不肅以致四肢倦怠精神短

少懶于動作、胸氣短促、不思飲食、脈浮緩而遲者、設
故用人參黃芪白朮甘草歸身、甘溫氣味、以補中益
氣、蒼朮黃柏澤瀉、以除濕熱、升麻葛根、以除客熱、而
肺喜清肅、得熱則煩、故以麥冬五味清而收之、脾喜
疏通、得濕則壅、故以炒麴青皮陳皮、溫而行之、此正
治脾肺氣虛而受暑濕、若體實脈盛、或雖虛而不甚
及津涸煩渴多火者、則不可濫投也、清燥湯、亦治長
夏濕熱蒸人、氣體困倦、腰足痿軟之症、故比清暑益

氣、多黃連茯苓猪苓柴胡、無澤瀉葛根青皮、則清利之力差多、疎滯之力差少、是名清燥、清以降逆、燥以勝濕也、

方法餘論

治外感必知邪氣之變態、治內傷必知臟腑之情性治六淫之病、如逐外寇、攻其客、毋傷及其主、主弱則客不退矣、治七情之病、如撫亂民、暴其罪、必兼矜其情、情失則亂不正矣、

營道者知其雄守其雌、制方者知其奇守其正、

攻除陳積之藥可峻而不可駃、宜專而不宜泛、駃則急過病所、泛則搏擊罕中、由是堅壘如故、而破殘已多、豈徒無益而已哉、

母之與子氣本相通、母旺則及其子、子旺亦氣感于母、故刪繁論云、肝勞病者、補心氣以益之、餘藏皆然則不特虛則補其母一說已也、

陽與陰反、然無陰則陽不見矣、邪與正反、然無正則

邪不顯矣，是以熱病飲沸湯而不知熱，痿痹手足反無痛者，陰盛而無與陽忤，正衰而不與邪爭也，如是者多不可治。

木火有相通之妙，金水有相涵之益，故不特木能生火，而火亦生木，不特金能生水，而水亦生金，水之生金，如珠之在淵，火之生木，如花之含日，

醫學讀書記卷下

夫治病猶治國也、治國者、必審往古理亂之事迹、與正治之得失、而後斟之以時、酌之以勢、而後從而因革之、治病者、必知前哲察病之機宜、與治療之方法、而後合之氣體、辨之方土、而從而損益之、蓋未有事不師古而有濟於今者、亦未有言之無文而能行之遠者、予自弱冠、即喜博涉醫學、自軒岐以迄近代諸書、搜覽之下、凡有所得、或信或疑、輒筆諸簡、雖所見未廣、而日月既多、卷帙遂成、昔眞西山修讀書記、謂

門人曰此入君爲治之門如有用我者執此以往予之是集即西山讀書記之意也執此以往亦可以應變無窮矣

飲鶴山人尤怡識

醫學續記

古吳尤怡在涇著　後學　程梅齡雪門　張湮溯南　校刊

寸口分診藏府定位

脾與胃合，肝與膽合，腎與膀胱合，皆足經也，其藏府皆相依附，則其診候亦應同在一部，如左關候肝膽，右關候脾胃，左尺候腎與膀胱，是已。肺與大腸合，心與小腸合，心包絡與三焦合，皆手經也，其藏府不相依附，則其診候亦不必同在一部。按內經云，尺外以候腎，尺裡以候腹。又云，前以候前，後以候後，上竟上者，胸喉中事。是以大腸當候于右尺之裡，小腸當候于左尺之裡，三焦分立上中下三部。如此則左心小腸，右肺大腸之謬，可不辨而自著矣。

古方權量

古方湯液分兩，大者每劑二十餘兩，小有十餘兩。用水六七升或一斗，煮取二三升或五六升，並分三服一日服盡爲劑，似乎太重，後世學者未敢遵式。按陳無擇三因方云，漢銅錢質如周錢，文曰半兩，則漢方當用半兩錢二枚爲一兩，且以术附湯方校，若用漢兩計一百八十銖，得開元錢二十二个半重，若分三服，則是今之七錢半重一服，此說最有根據，千金以古三兩爲今一兩，古三升爲今一升，仍病其多，不如陳說爲是。

火齊湯

蒼公治病、恒用火齊湯、而其方不傳、劉宗厚云、卽古方黃連解毒湯是、未知何據、按倉公用治齊郎中令之湧疝、中熱不得前溲、齊王太后之風癉、熱客脬難於大小便溺赤、則亦清寒徹熱之劑也夫、

蟯瘕

蟯瘕爲病、腹大上黃膚粗循之戚戚然、上黃面黃也、葢卽今人蟲蠱之病、腹大面黃而肌膚粗濇者也、

葱豉湯

肘後云、傷寒有數種、庸人卒不能分別、今取一藥兼療者、用葱白一虎口、豉一升、水煮頓服、汗出即愈、按本草、淡豉治傷寒時疾熱病發汗、元素云、葱莖白通上下陽氣、合而用之、故能通治數種傷寒、然其方亦有數變、一加葛根三兩、一加升麻三兩、若不汗更加麻黃三兩、助之散也、一加米三合、益氣以出汗也、一加童便三升、汗出于陽而生于陰、火多者宜之也、深師又加烏梅十四枚、葛根半斤、兼治煩滿也、聖濟總錄加人參蘡薁羚羊角治勞風項强急痛四肢煩熱千金加梔子黄連黄柏大黄各半兩一加生地石羔各八兩生葛四兩爲表裡証治之别以意斟酌投之輒驗誠良方也

枳實梔子豉湯

仲景治大病差後勞復者枳實梔子豉湯主之廣劑加葱白粟米雄鼠糞范汪加桂枝大黄麻黄又方去梔豉加甘草桂心大黄芒硝千金加石羔鼠糞崔氏

單加鼠糞一味、古今錄驗加麻黃大黃、一加鼠糞大黃、一去梔豉加鼠糞、一加鼠糞麻黃、一去梔子加甘草大黃芒硝、許仁則又加葱白生薑乾葛麥冬生地或主表、或主裡、或兼主表裡、或兼養、或兼滋、或表裡與滋養並施、凡十餘變、而梔豉之法盡矣、

鹹寒

熱淫於內、治以鹹寒、內經之旨也、仲景療傷寒、加芒硝於苦寒藥中、文仲又加芒硝於甘寒藥中、其方以

生麥冬一升、生地黄一升、知母二兩、生薑二兩半、芒硝二兩半、水煮分五服、取利爲度、由是而鹹寒之用廼廣矣、

酸苦涌泄

院河南治天、除熱解毒、多用苦酒豬膽生艾汁苦參青葙葶藶之屬、外臺單用苦參二兩、酒煮并服、取吐如烊膠便愈、張文仲療傷寒溫病等、三日以上胸中滿、用苦酒半升豬膽一枚和服、取吐蓋即內經酸苦

涌泄之義，然今人之用此者罕矣。

五痓鬼氣

五痓鬼氣之病，或助正氣以辟之，如蘇合香丸之屬是也，或假鬼氣以引之，如死人枕天靈蓋之屬是也。徐嗣伯劉大用恒用此法，而嗣伯云鬼氣伏而不起，故令人沉滯，得死人枕促之，魂氣飛越，不得伏附體，故尸痓可差，劉氏治婦人因入廟，爲邪鬼所憑致精采蕩越，與死人枕煎湯飲之，大瀉數行而愈，則是

死人之枕引鬼氣、或從上越、或從下出、隨其依利、與草木氣味升降浮沉各具一體性者不同、今人亦罕有聞用之者矣、

千金療尸疰方、髮灰杏仁熬令紫色、等分擣如泥、以猪羔和、酒服如桐子三丸、日三、神良、愚謂此治血枯經絡濇閉成勞者之良方也、亦即百勞蠱蟲之意、而氣味和調、可以無弊、或以桃仁易杏仁亦得、

瘵

瘧之病、熱氣舍于營、寒氣居于衛、寒居于衛、則束其營之熱、不得外越、熱舍于營、則阻其衛之寒、不得內乘、氣相抑而適相持、是以傷寒易變、而瘧病不遷也、

瘧邪不能自發、必得人之正氣而後發、故曰衛氣之所在與邪氣相合則病作、

瘧邪外不在皮膚、內不在藏府、是以汗之而不從外泄、下之而不從裡出也、

風氣常在、瘧有時而休、常在者其氣舒、蓄而作者其

氣暴、故工不能治其已發也、

瘧發已而邪遽淺者、其作日蚤、發已而復伏愈深者、其作日宴、日蚤者易已、日晏者難已、其始晏而終蚤者、邪氣下行極而之上也、是以瘧病欲愈、一日反二三發、其邪愈淺、輒與衞氣相薄故也、

瘧之爲病、邪正分爭、往來不已、有戰之義也、治之必先助其正氣、或急去其邪氣、蓋正旺則邪自解、邪去則正亦安也、今有入體虛患瘧、不數日而作漸晏、勢

漸衰、神氣反昏而不可救、非正虛而邪陷之故歟、

陰陽交

陰陽交之病、古有其名、而無能抉其義者、愚謂交非交通之謂、乃錯亂之謂也、陰陽錯亂而不可復理、攻其陰則陽捍之不得入、攻其陽則陰持之不得通、故曰交者死也、郭白雲所謂卽是兩感之病、蓋從汗出而熱不退處悟入、然兩感究竟是陰陽齊病、而非陰陽交病、是以與先表後裏或表裏並治之法、以其未

嘗混合爲一也、

崩中下血

婦人崩中下血、多因濕熱傷脾胃而致、蓋脾統血、傷則失守也、醫者不知其脾濕、而但與固脫之劑、血雖止而濕轉鬱矣、是以崩中之後、多成脹滿黄病、醫多不能識此、

耳聾治肺鼻塞治心

古云、耳聾治肺、肺主聲、鼻塞治心、心主臭、愚謂耳聾

治肺者、自是肺經風熱痰涎閉鬱之症、肺之絡會於耳中、其氣不通、故令耳聾、故宜治其肺、使氣行則聾愈、夫聲從外入、非無聲也、有聲而不能入也、而謂肺主聲何哉、其鼻塞治心者、經云、心肺有病、而鼻爲之不利、治心者蓋以利鼻、豈曰致臭哉、

噎膈反胃之辨

噎膈反胃、自是二病、世醫每連稱而並舉之者、丹溪實作之偁也、丹溪曰、其槁在上、近咽之下、水飲可行、

食物難入，入亦不多，名之曰噎。其槁在下，與胃爲近，食雖可入，良久復出，名之曰膈，亦曰反胃。是以噎膈分上下二病，而以反胃屬之膈，殊欠分明。愚謂噎膈之所以反胃者，以食噎不下，故反而上出。若不噎則并不反矣。其反胃之病，則全不噎食，或遲或速，自然吐出，與膈病何相干哉。二者病本不同，治法亦異，不可不辨。

瀉痢不同

痢與泄瀉，其病不同，其治亦異。泄瀉多起寒濕，寒則宜溫，濕則宜燥也。痢病多成濕熱，熱則宜清，濕則宜利也。雖泄瀉亦有熱症，然畢竟寒多於熱；痢病亦多寒症，然畢竟熱多於寒。是以泄瀉經久，必傷胃陽，而腫脹喘滿之變生；痢病經久，必損其陰，而虛煩痿癈之疾起。痢病兜澀太早，濕熱流注，多成痛痺；泄瀉疏利，或過中虛不復，多作脾勞。此予所親歷，非臆說也。

或曰：熱則清而寒則溫，是已。均是濕也，或從利，或從燥何歟曰寒濕者寒從濕生故宜苦溫燥其中濕熱者濕從熱化故宜甘淡利其下且燥性多熱利藥多寒便利則熱亦自去中溫則寒與俱消寒濕必本中虛不可更行滲利濕熱鬱多成毒不宜益以溫燥也

溫病風溫溫疫濕溫溫毒溫瘧之異

溫病者冬月伏寒化熱至春而發所謂春時陽氣發于冬時伏寒者是也風溫者溫病而兼新風發汗已則風氣去而溫氣發故身灼熱也溫疫者溫氣盛而

成癘也。濕温者，温氣而兼濕邪，濕能生温，温亦生濕也。温毒者，温氣發而不能遽散，怫鬱成毒，猶傷寒之有陽毒陰毒也。温瘧者，温病繫在少陽，時作時止，乍進乍退者也。春温之症，輕重不同，舊有冬伏之寒邪，新感春時之風氣，其寒從風而併於外者輕，其風從寒而併于內者重矣。併于內者，治其內毋遺其外，併于外者，治其外毋傷其內。若舊伏之寒已變爲熱，而更感春時之風，風熱相激，多成風瘧，其引之而隨出者輕其發之而轉陷者危矣又有七情饑飽勞倦之人復受六氣風寒暑濕之邪若內就外而甚于外者先治其外而後調其內若外就內而甚于內者先治其內而後調其外王好古云治內兼外者不可寒下若寒下則經邪陷于內矣治外兼內者不可熱發若熱發則益中熱于外矣又曰外重而內輕者先治其外後治其內若積寒傷冷脈已從陰雖有標病不須治標獨治內也內既得溫標病不發而自愈何以然

發表之藥不遠熱也、故曰、陰症治本不治表、表本俱得、治標不治本、標本俱失、

溫邪之發、陰必先傷、設有當行解散者、必兼滋陰之品於其中、昔人于葱豉湯中加童便、于梔豉湯內加地黃麥冬、亦此意也、

溫毒發班、與傷寒發班不同、溫毒之邪、從內之外、傷寒之邪、從外入內、是以溫毒發班者、邪氣離裏而之表、其症輕、傷寒發班者、邪氣盛于內而見于外、其症

重盛于內者，必使下泄而後邪可去，華元化所謂須要下之，不可留于胃中是也。之於外者，可從表而出之，郭白雲所謂其毒久鬱而發，病不在裏，故不可下，必隨表症治之，當用葯解肌熱者是也。

目赤腫痛

目赤腫痛，人知降火而不知活血，所以多不得力。只用四物湯內地黃用生，芍葯用赤，加酒蒸大黃、赤茯苓、薄荷葉治之甚妙。此戴復菴㳄，余謂目赤腫痛，人知活血而不知治痰、脾胃壅滯、積熱生痰、積痰生熱、輾轉相因、氣沖頭目、昏痛不已者、須用半夏石菖蒲黄芩只實茯苓陳皮、微兼菊花白蒺藜之屬治之、

口糜

王肯堂治許少薇口糜、謂非干姜不愈、卒如其言、又從子懋鋙亦患此、勢甚危急、欲飲冷水、與人參白术干姜各二錢、茯苓甘草各一錢、煎成冷飲、日數服乃已、蓋土溫則火斂、人多不能知此、所以然者、胃虛食

少腎水之氣、逆而乘之、則爲寒中脾胃虚衰之火、被迫上炎、作爲口瘡、其症飲食少思、大便不實、或手足逆冷、肚腹作痛是也、

冷勞、

虚勞之人、氣血枯耗、生氣不榮、則內生寒冷、張雞峯所謂冷勞者是也、宜建中復脉八味腎氣之屬、甘温辛潤、具生陽化陰之能者治之、亦有邪氣淹滯、經絡瘀鬱者、元珠所謂體虚之人、最易感于邪氣、當先和

解微利、微下之、次則調之、醫不知而遽行補劑、邪氣不解、往往致死、是故虛勞之治、固不必專以補陰降火爲事也、

熱風

熱風熱化爲風也、患人頭目昏眩痛、口鼻燥熱氣出微惡風時時有熱者是也、是雖辛涼不能解之、孟詵云、患熱風人宜食牛乳、謂其氣味甘寒而性濡潤、能使肌熱除而風自熄、求之草木、蘆根蔗漿梨汁之屬

性味相似，亦內經風淫于內，治以甘寒之旨也。

食醎頭汗出

一人食鹹頭汗如注，食淡則否。診之心脈獨大而搏指，因問曰：燥欲飲乎？曰：然。每晨起舌必有刺，因悟所以頭汗出者，心火太盛而水不勝之也。味鹹屬水而能降火，火與水搏，火盛水微，不能勝之，而反外越也。其出于頭者，水本潤下，而火性炎上，水爲火激，反從其化也。食淡則否者，鹹味湧泄爲陰，淡味滲泄爲陽，

陽與陽從、不相激射、故得遂其滲泄之性而下行也

雜識

醫悟、融會羣經、貫穿百家、不爲名言高論、而義理自著、以視夸大其言而并適于用者、奚啻霄壤、

醫讀、平易簡要、可爲中人以下說法、要非熟讀羣書通曉方葯者、不能爲此、

正本書、辨論古方銖量權衡、甚爲詳悉、以及唐宋醫局官制醫書本草湯液脈病、並有卓見、亦好古博雅

之士歟、

韓氏十四葯定經、因時和解之法、極意分晰、而眉目未清、絶無凖繩、而多所裁制、逞一己之私意、亂先聖之舊章、不足爲後學法也、

靜香樓醫案三十一條

古吳尤怡在涇著

後學　程梅齡雪門　校刊
　　　張澐溯南

羅氏論虛勞之証、都因邪伏血鬱而得、不獨陰虧一端也、至晚寒熱時減時增、其爲陽陷入陰可知、滋腎生肝、最爲合法、畧加損益、不必更張可也、

熟地　白芍　丹皮　茯苓
懷藥　柴胡　鼈甲　炙艸

眞陽氣弱不榮於筋則陰縮不固於裏則精出不衞於表則汗泄三者每相因而見其病在三陰之樞非後世方法可治古方八味丸專服久服當有驗也

眩暈嘔惡胸滿小便短而數口中乾水虧於下風動於上飲積於中病非一端

羚羊角　鈎藤　半夏　小生地

天麻　竹茹　廣皮　茯苓

肝陽化風逆行脾胃之分液聚成痰流走肝膽之絡

左體麻痺、心膈痞悶、所由來也、而風火性皆上行、故又有火升氣逆鼻衄等症、此得之飢飽勞鬱、積久而成、非一朝一夕之故矣、治法清肝之火、健脾之氣、亦非旦夕可圖也、

羚羊角　橘紅　白朮　枳實

天麻　半夏　茯苓　甘草

麥冬

肺陰不足、肺熱有餘、欬則涕出、肌體惡風、是熱從竅

泄、而氣不外護也、他藏雖有病、宜先治肺、

阿膠　杏仁　貝母　北參

兜鈴　茯苓　炙艸　糯米

乾嗆無痰、是肝氣沖肺、非肺本病、仍宜治肝、兼滋肝

氣可也、

川連　白芍　烏梅　甘艸

當歸　牡蠣　茯苓

絡脈空隙、氣必遊行作痛、最慮春末夏初、地中陽氣

上升、血從氣溢、趁此綢繆、當塡精益髓、葢陰虛欬嗽是他臟累及於肺、若治以清涼、不但病不能去、而胃傷食減、立成虛損、難爲力矣、

海參　熟地　金櫻膏　麋角膠

湘蓮肉　北味　萸肉　懷藥

茯神　芡實　即將二膏搗丸

陰不足而陽有餘、肝善逆而肺多鬱、脈數氣喘、欬逆見血脇痛、治宜滋降、更宜靜養、不爾恐其血逆不已

也、

小生地　荆炭　白芍　童便

鬱金　小薊　藕汁

離經之血、未淨而鬱于內、寒熱之邪、交煽而亂其氣、是以腹滿嘔泄、寒熱口燥、治當平其亂氣、導其積血、元氣雖虛、未可驟補也、

丹皮　查炭　澤蘭　赤芍

鬱金　丹參　牛膝　小薊

凡有瘀血之人其陰已傷其氣必逆茲以血紫黑無多而胸中滿悶瘀猶未淨也而舌絳無苔則陰之虧也嘔吐不已則氣之逆也且頭重足冷有下虛上脫之慮惡寒譫語爲陽弱氣餒之徵此症補之不投攻之不可殊屬棘手

人參　茯苓　山漆　吳萸

烏梅　牡蠣　川連　鬱金

少陰爲陰之樞內司啓閉虛則失其常矣宜以法壯

其樞、或通或塞、皆非其治、

熟地　杞子　菟絲　茯苓

丹皮　萸肉　懷葯　沙苑

中氣虛寒、得冷卽瀉、而又火升、齒衂等症、古人所謂胸中聚集之殘火、腹內積久之沉寒、此當温補中氣俾土厚則火自斂、

人參　茯苓　白朮　炙艸

乾薑　益智仁

肺實于上，腎虛于下，脾困于中之候也，然而實不可攻，姑治其虛，中不可燥，姑溫其下，且腎爲胃關，而火爲土母，或有小補，未可知也，

金匱腎氣丸

汗出偏沮，脈來不柔，時自欬止，肝陽有餘，而胃陰不足，於是稠痰濁火，擾動于中，壅滯于外，目前雖尚安和，然古人治未病不治已病，知者見微知著，自當加意調攝爲佳，

人參　川斛　南棗　半夏

茯苓　炙艸　麥冬　丹皮

小麥

表虛易感風邪、裏虛易作瀉、上虛則眩、下虛則夢泄

宜玉屏風散、

黃芪　防風　白朮　茯苓

牡蠣　炙艸

臍中時有濕液腥臭、按脈素大、此少陰有濕熱也、六

味能除腎間濕熱、宜加減治之、

六味去山葯加川柏萆薢車前女珍

下體失血之餘、陰氣必傷、邪乃乘虛、直入陰中、挾身中之虛陽而上逆、頭熱肢冷、欬嗆、氣沖、至夜尤甚、皆其驗也、此症邪少虛多、下虛上實、不與大概時病同法、此愚一偏之見也、未識高明以爲然否、

生地　白芍　茯苓　麥冬

炙艸　元參

瘧發而血上下溢得之中虛而邪復擾之也血去既多瘧邪尚熾中原之擾猶未已也誰能必其血之不復來耶謹按古法中虛血脫之症從無獨任血藥之理而瘧病經久亦必先固中氣茲擬理中一法止血在是止瘧亦在是惟高明裁之

人參　於术　炮薑　炙艸

心者藏之臟心太勞則神散而心虛心虛則腎氣乘之故恐經所謂厥氣上則恐也是病始因心而及腎

繼因腎而心益困矣、經云、心欲耎、腎欲堅、心耎則善下、故耎之必鹹、腎堅則不浮、堅之者必以苦、又云高者抑之、散者收之、治心腎神志不收者、法必本乎此、以心爲血藏、腎爲精藏、欲神之守、必養其血、欲志之堅、必益其精、則甘潤生陰、質重味厚之品、又足爲收神志之地也、

人參　川連　懷藥　天冬

熟地　茯神　五味　牡蠣

萸肉　柏仁　桂心

驟驚恐懼，手足逆冷，少腹氣沖，卽厥陽縮汗出，下元素虧，收攝失司，宜乎助陽以補納，第消渴心悸，忽然腹中空洞，此風消肝厥，非桂附剛劑所宜。

炒黑杞子　舶茴香　當歸　桂木

紫石英　白龍骨　細辛

肝陰素虧，風温擾之，發爲痙病，神昏齘齒，瘛瘲不定，法當滋養肝陰，以榮筋脈，清滌痰熱，以安神明者也。

若能應手、尚可無慮、

羚羊角　茯神　勾藤　川貝

眞阿膠　鮮菖蒲　鮮竹瀝

風熱上甚、頭痛不已、如鳥巢高巔、宜射而去之、

製軍　犀角　川芎　細茶

此腎厥心痛背脹、映及腰中、議用許學士香茸丸、

鹿茸　杞子　沙苑　大茴香

麝香

久欬脇痛不能左側，病在肝，逆在肺，得之情志，難以驟驅，治法不當求肺而當求肝。

阿膠　白芍　茯苓　丹皮

茜草　炙草　鮑魚湯代水

肝藏失調，侵脾則痛，侮肺則乾欬，病從內生，非外感客邪之比，是宜內和藏氣，不當外奪衛氣者也。但脈弱而數，形瘁色槁，上熱下寒，根本已漓，恐難全愈，奈何。

當歸建中湯

風氣乘虛入於腎絡、腰中痛引背脇、宜寄生湯、補虛通絡祛風、

生地　當歸　黑豆　獨活

懷藥　杜仲　白蒺　炙艸

桑寄生

肺之絡會于耳中、肺受風火、久而不清、竅與絡俱爲之閉、所以鼻塞不聞香臭、耳聾耳鳴不聞音聲也、茲

當清通肺氣、

蒼耳　薄荷　桔梗　連翹

辛夷　黄芩　山梔　杏仁

甘艸　木通

風熱久蓄腦髓、發爲鼻淵、五年不愈、此壅疾也、則宜通、不通則不治、

犀角　蒼耳　黄芩　杏仁

川芎　鬱金

寒熱後邪走手少陰之脈，猝然不語，肩臂牽引不舒，宜以辛通之。

菖蒲　遠志　甘草　木通

當歸　丹皮　丹參　茯神

脾虛生濕，氣爲之滯，血爲之不守，此與血熱經多者不同。

焦术　澤瀉　白芍　陳皮

炙草　茯苓　川芎　牛角腮灰

胎前病于腫、產後四日即大泄、泄已一笑而厥、不省人事、及厥回神清、而右脇前後痛滿、至今三月餘矣、形瘦脈虛、食少腹都滿、足漸腫、小便不利、此脾病傳心、心不受邪、即傳之肝、肝受病而更傳之脾也、此五藏相賊、與六府食氣水血成脹者不同、所以補攻遞進、而絕無一效也、姑擬泄肝和脾法治之、

台术　木瓜　廣皮　椒目

茯苓　白芍

醫經醫理類

吴醫彙講（一）

卷一—五

〔清〕唐大烈 纂輯 嘉慶元年刻本

嘉慶元年補鐫

唐笠山纂輯

吴醫彙講

凡屬醫門佳話發前人所未發者裒集成編諸同學如有高論並望光增

附各書校訛 傷寒辨症歌

週身經絡總訣

司馬溫公曰：達則爲良相，不達則爲良醫。蓋以稱其利濟之心，窮通一也。夫坐而言，然後能起而行。士當十年待字，讀聖賢書，論天下事，於經天緯地之業，必講明而切究之，夫乃可寄以大

任而不疑。醫之爲道之於。舉夫

天地人之理。五運六氣之驗。經

絡府俞之次。八脉九候十二經

之分。莫不論之素而論之詳。夫

乃可托以死生而不惑。是故太易。

著論習之文。傳記有讀法之論。

講之義大矣。緬夫軒皇講自遂古，而造化之秘洩，岐沙講於炎劉，而湯液之用廣，先聖後聖，若合符節。他如活人講辛熱，祗和講温中，河間講涼解，東垣講升降，丹溪講兩賢子和，講三法隱菴令韶之派論六氣中行叟已之傳論三綱講溫補者景岳講秋燥在嘉言吳又可論疫汪苓友講心與鼓子在不傍墻壁獨抒心得其餘百家之說或伐異而黨同或並收而博採要其

所孜孜矻矻者，無非講此玉版靈蘭之典，以期之壽世而濟時，諺曰學書費紙，學醫費人，操司命之責，何如其鄭重耶。夫儒者以來盜虛聲，走捷徑，未始非名士也，騖黨援，工口給，未始非名

序

醫也，然而有實學，斯可以實用。吾吳文獻之邦，明理之彥林立，唐君笠山於著述之餘，悉羅而致之，擇其言之雅馴者，裒然成集，顏曰吳醫彙講，而授之梓，所謂千金之裘，非一狐之腋，

三

甚樹之擾也一木之枝其愛博
而貴慥〻於學之講真無愧古
人之用心矣推是心也与夫士之
通經致用為蒼生福者又何以
異哉故樂綴數言以弁其首
乾隆五十有七年歲次壬子桂月

吳趨繆遵義識　時年八十有三

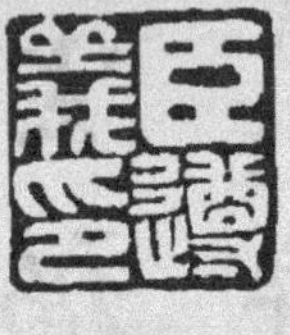

余薄宦江蘇以來凡署中眷屬等有疾即延笠山唐君診治無不應手而愈今將三十載不第識其醫理之精深且重其為人之謹恪也茲手輯吴醫彙講一編請序於余余披閱其書

乃廣搜博採抉擇精詳以補前
人所未發以啟後人所未悟聲
之八音並奏高下疾徐同聲相
應至特磬一擊而金石絲竹輟
然不奏是真可謂醫門之鼓吹
矣夫以文會友聖人所訓友

善論古。孟子言之。儒者如斯。醫治宜然。軒岐作者、之聖也。猶聚君臣於一堂。而相為辯難。儒者之業是術者。可不有奇共賞而疑共析乎。今以吳山為醫林秉鐸、領袖群英、彙訂成集，俾斯道之精微研窮益廣。歐陽文忠有曰：物常聚於所好。信不誣也。吾知風聲鼓舞，當必有遠方之士與感而來者，亦未有艾也，豈止吳醫而已哉！

乾隆癸丑仲春桂林蔣櫰書

於鴻城官舍

自序

粵稽炎暉紀物首垂本草之經雲瑞名官肇啟靈蘭之笈宗傳歷代各立家言派衍迄今尤工蒐錄篁南江氏有類案之編東逸羅君有彙粹之選惟淵源之有自斯繼述之多人矧吾吳文獻之邦廼良醫薈萃之域韓門昆季擅盧扁之稱葛氏喬梓紹張劉之學新甫啟東廿子前朝之著述已繁生洲路玉諸公

聖代之闡揚亦夥印機草識元儀臨證之慎重讀書記知在涇學業之深沉凡此各自成書出自諸家見地康熙時有過君繹之者裒集衆賢治案合鏤爲書名曰吳中醫案此又片善悉錄一藝必廣旁搜博採而成者也夫廣羅成効固以誌鄉先輩之典型而各抒論言亦以徵諸君子之詣力況乎精是業者高才不少明其理者卓識自多匿采韜光非乏枕中

之秘靈機妙緒詎鮮囊底之珍凡屬蘊藏可
勝惋惜僕謹倣吳中醫案之舊帙更輯吳醫
彙講之新編奥義顯詞統為求教長篇短節
並由無拘苟步武之克追期當仁之不讓乃
荷同志弗靳輝光共表深思互相賞析或疏
徃訓既發覆而摘微或出心裁尤領新而標
異詮玉版之秘要欣符麗澤之古索金匱之
真言胥協盍簪之慶勿謂禁方三十獨推思

邈得其奇須知肘後四編不惟抱朴窮其藴縱釀花爲蜜未免書癖之譏而集腋成裘堪補藝林之闕

乾隆壬子仲秋長洲唐大烈立三氏書於問心草堂

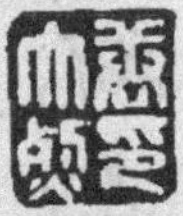

書吳醫彙講後

太史公言人之所病病疾多醫之所病病道少故於扁鵲倉公列傳各載治驗切脉論病縷析條分詳哉其言之也後長沙太守張仲景出著有傷寒金匱二書是爲醫林之淵藪後學之津梁自漢迄今專門名家著述繼起爛然可觀其間或論說紛紜貪多務得甚至勦說雷同不可枚舉竊謂讀書貴乎得間醫書之浩汗尤貴採擇精當取舍在我有所作述務在心得未可拾他人之唾餘以竊取傳會爲能事也而笠

山先生已先得我心矣先生學富思深醫林重之其集前輩名醫及諸同人著作彙爲一編名之曰吳醫彙講而自著諸條考據精詳辨論明快能發人所未發 僕受而讀之知是編之集腋爲裘洵可以傳世而行遠矣方是編之初付剞劂也笠山先生旁搜博采下及蒭菲 僕自曩時從學於松心夫子質疑問難涉獵方書意見所及亦嘗紀載一二數年來奔走風塵此道已存而不論况當珠玉在前益覺自慚形穢旣病道少又恐勦說雷同與尋常方術同類而共譏之

也既無以應笠山先生之問而又不能不贊一辭乃自書其所見以附編末太史氏於扁鵲倉公列傳詳載治驗篇終又引老聃之言以爲戒寓意深遠亦先敘後斷之例後人因之遂有卷尾作跋編末後序之作其實皆贅疣也　僕非敢效史遷之例而於二者之間若有一得也夫壬子仲冬朱克柔書

朱子研漁不作首序而作後序謙抑之意也惟是拙集不限卷數以俟陸續賜教隨時增訂故未便以此篇殿於編末移置簡端從權也　大烈識

凡例

一是集凡屬醫門佳話，發前人所未發，可以益人學問者，不拘內外女幼各科，無不輯入。其有人云亦云者，舊籍已繁，茲不複贅。

一諸公所著，各於條論之前分列姓字，下註諱號爵里。如先世所遺舊稿，并註生年卒歲及令嗣某付梓，畧仿小傳之意也。又各分版頁，不相連屬，以便續增。

一凡高論賜光，隨到隨鐫，不分門類，不限卷數，不以年齒次先後，亦不以先後寓軒輊，以冀日增月益，可成大觀。或尊居遠隔，並不妨郵寄，寒廬併登梨棗。

一各人之蹊向不同，集衆說以成書，不免或有互異，若存此而去彼，竊恐印定人眼目，非所以云講也。苟能各通一理，不妨兩說並採，惟在閱者之取舍，亦擴充學問之一道也。

一是集係聚諸同學各抒心得，析疑賞奇，不襲老生恒談，惟其中有泛閱之似乎陳言，而味其立意處

必有幾句獨開生面之語不過從頭敘述不得不引舊書之言以爲襯幸勿以勦襲目之

一集中諸作或有文辭典雅者亦有簡直隨俗者要惟各適其宜取其達意而已矣文固可諷質亦可傳

一凡新書一出坊間每即翻刻雖云必究然而此弊久延矣今余是集係就先見教者先爲付梓現在廣以奉徵正無已時即余拙撰積稿頗繁現因卷帙不匀故亦先刻幾條俟諸同學陸續賜教余亦

漸次補鐫非止限此幾卷便爲完書也購閱者須認本堂原板乃得卷以日增若夫翻刻之本焉能隨補隨翻决非全集願諸公辨之

笠山謹識

吴醫彙講卷一目録

吳醫彙講卷一

長洲唐大烈立三氏纂輯
門人沈文爕玉調氏校訂

王雲林 諱家賢、號緘齋、敕贈文林郎徐州府學教授、年六十六歲、歿於康熙庚寅、此篇係令曾孫繩林授梓、繩林名丙、號樸莊、吳縣恩貢生、世居包衙前、

禱告藥皇誓疏

康熙三十一年、壬申長至日、王家賢謹以淸香、禱告於藥皇曰、竊聞詩云、上帝臨汝、無貳爾心、書曰、作善降之百祥、作不善降之百殃、又曰、惠迪吉、從逆凶、惟

影響此列聖所垂之明訓也微氓如家蹟生既不辰、命復多舛、蒞自先祖母五十餘年、撫孤植節、一綫單傳迤迄於今、吾父衰齡望八、吾母見背、兩弟繼歿、俱無嗣息、蹟所生兒女六人、亦皆以痘殤、孤危至此、無日不返躬自責也、惟此瘍醫世業、謹守家傳、凡見諸苦惱、無論貧富、先懷悲憫、耿耿此心、惟天可表、弟自揣以褊淺之見識、荷司命之擔當、任大責重、豈盡無訛、消夜深思、愈增憂懼、幸而歲戊辰、竟得子、已巳冬出痘矣、庚午又得子、今冬又出痘矣、家蹟向天稽首未由報答、鴻庥誠恐遷善不力、惡將蝟集、舜蹠之分、關不容髮、敢矢誓願、爲承先裕後之基址、其首重者忍辱安貧、畢生兢守、誓不趨時夸耀、或遇瀕危之症、悉心療治、誓不惜名怨置、或遇輕淺之疾、即時安慰、誓不張皇顯功、或病果疑難、學識未到、必詳審以待高明、誓不躭延貽誤、或遇富厚之家、誓不倖災攫利、或遇貧困之人、隨力救援、誓不市恩而沽譽、或遇當道搢紳、隨緣調治、誓不媚諛以玷祖先、嗟乎人命至重、冥報難逃、執一得以誤人、昧良心而罔利、均非爲之若知之而自犯之是自絕於天也設家貲世味攖心初終易轍陽讁陰誅交加不悔神祇在上其明鑒之惟是力有所不逮情有所不忍目擊貧病無告瀝火不繼之家每有不堪之慘徹底躊躇點金乏術今擬於薪水布袍之外量爲留餘製諸藥餌爲救療貧病之萬一猶以母靈暴露力不從心然一安慈魄此事亦誓必爲之也所仰祈者老父壽而康寧優游晚景二子克自振立以延列祖書香以報張太君之苦節則臣願足矣若夫一身之榮辱則家貲命相已定

不敢妄祈不勝戰慄投誠之至

丙午之秋東作陰隲文頌言畢復命兒輩於祖筆一卷中檢先大父緘封禱告藥皇誓疏底稿讀之怦怦心動嗚呼以慈悲爲命脈以神明爲監史以忍辱爲安貧之極致以積德爲詒謀之首務茍非深明於天人相與之徵有能如是之憂勤惕厲者乎奭老矣幸食舊德以迄於今綿及曾元議字讀書皆先人之賜也謹錄一通俾見孫朝夕觀省相與動心忍性温温惴惴無忝所生是則予小子

之責也夫孫岱東百拜謹識時年七十有三

此篇瞽說雖非講學之文然惟有此實心斯有實學則是此心亦吾醫所宜亟講也雲林先生之後迄今五世矣不僅良醫代出抑且書香相繼安知非此存心之報哉當弁卷首以誌我儕講學之一證大烈識

葉天士名桂，號香巖，世居閶門外下塘，所著温證論治二十則，乃先生遊於洞庭山，門人顧景文隨之舟中，以當時所語，信筆録記，一時未加修飾，是以辭多佶屈，語亦稍亂，讀者不免晦目。烈不揣冒昧，竊以語句少爲條達，前後少爲移掇，惟使晦者明之，至先生立論之要旨，未敢稍更一字也。

温證論治

温邪上受，首先犯肺，逆傳心胞。肺主氣屬衛，心主血屬營，辨營衛氣血，雖與傷寒同，若論治法，則與傷寒大異。蓋傷寒之邪，留戀在表，然後化熱入裏，温邪則化熱最速，未傳心胞，邪尚在肺，肺合皮毛，而主氣，故云在表，初用辛涼輕劑，挾風加薄荷、牛蒡之屬，挾濕加蘆根、滑石之流，或透風於熱外，或滲濕於熱下，不與熱相搏，勢必孤矣。不爾，風挾溫熱而燥生，淸竅必乾，謂水主之氣不能上榮，兩陽相劫也。濕與溫合，蒸鬱而蒙蔽於上，淸竅爲之壅塞，濁邪害淸也。其病有類傷寒，驗之之法，傷寒多有變症，溫熱雖久，總在一經爲辨。

前言辛涼散風，甘淡驅濕，若病仍不解，是漸欲入營也。營分受熱，則血液受劫，心神不安，夜甚無寐，或斑點隱隱、即撤去氣藥、如從風熱陷入者、用犀角竹葉之屬、如從濕熱陷入者、用犀角花露之品、參入凉血清熱方中、若加煩躁大便不通、金汁亦可加入、老年及平素有寒者、以人中黄代之、急速透斑爲要、若斑出熱不解者、胃津亡也、主以甘寒、重則玉女煎、輕則梨皮蔗漿之類、或其人腎水素虧、病雖未及下焦、每多先自彷徨、此必驗之於舌、如甘寒之中加入鹹寒、務在先安未受邪之地、恐其陷入耳、若其邪始終在氣分流連者、可冀其戰汗透邪、法宜益胃、令邪與汗併熱達腠開，邪從汗出，解後胃氣空虛，當膚冷一晝夜，待氣還自溫暖如常矣。蓋戰汗而解，邪退正虛，陽從汗泄，故漸膚冷，未必即成脫症，此時宜安舒靜臥，以養陽氣來復，旁人切勿驚惶，頻頻呼喚，擾其元氣，但診其脈若虛軟和緩，雖倦臥不語，汗出膚冷，却非脫症，若脈急疾，躁擾不臥，膚冷汗出，便爲氣脫之症矣。更有邪盛正虛，不能一戰而解，停一二日再戰汗而愈者，不可不知。

再論氣病有不傳血分，而邪留三焦，猶之傷寒中少陽病也、彼則和解表裏之半、此則分消上下之勢、隨症變法、如近時杏朴苓等類、或如溫膽湯之走泄、因其仍在氣分、猶有戰汗之門戶、轉瘧之機括也、大凡看法、衛之後方言氣、營之後方言血、在衛汗之可也、到氣纔宜清氣、乍入營分、猶可透熱、仍轉氣分而解、如犀角元參羚羊等物是也、至入於血、則恐耗血動血、直須涼血散血、如生地丹皮阿膠赤芍等物是也、若不循緩急之法、慮其動手便錯耳、且吾吳濕邪害人最多、如面色白者、須要顧其陽氣、濕勝則陽微也、如法應清涼、用到十分之六七、即不可過涼、蓋恐濕熱一去、陽亦衰微也、面色蒼者須要顧其津液、清涼到十分之六七、往往熱減身寒者、不可便云虛寒、而投補劑、恐爐煙雖熄、灰中有火也、須細察精詳、方少少與之、愼不可漫然而進也、又有酒客裏濕素盛、外邪入裏、與之相搏、在陽旺之軀、胃濕恆多、在陰盛之體、脾濕亦不少、然其化熱則一、熱病救陰猶易、通陽最難、救陰不在補血、而在養津與測汗、通陽不在溫、而在利小便、較之雜症、有不同也、再論、三焦不從外解、必致裏結、裏結於何、在陽明胃與腸也、亦須用下法、不可以氣血之分、謂其不可下也、惟傷寒熱邪在裏、刼爍津液、下之宜猛、此多濕邪內搏、下之宜輕、傷寒大便溏、爲邪已盡、不可再下、濕温病大便溏、爲邪未盡、必大便硬、乃爲無濕、始不可再攻也、再人之體、脘在腹上、其位居中、按之痛、或自痛、或痞脹、當用苦泄、以其入腹近也、必驗之於舌、或黄或濁、可與小陷胸湯、或瀉心湯、隨症治之、若白不燥、或黄白相兼、或灰白不渴、慎不可亂投苦泄、其中有外邪未解、裏先結者、或邪鬱未伸、或素屬中冷者、雖有脘中痞痛、宜從開泄、宣通氣滯以達歸於肺、如近世之杏蔻橘桔等、輕苦微辛、具流動之品可耳、又有舌上白苔粘膩、吐出濁厚涎沫者、其口必甜、此為脾癉、乃濕熱氣聚、與穀氣相搏、土有餘也、盈滿則上泛、當用佩蘭葉芳香辛散以逐之、若舌上苔如鹼者、胃中宿滯、挾濁穢鬱伏、當急急開泄、否則閉結中焦、不能從募原達出矣、

再舌胎白厚而乾燥者、此胃燥氣傷也、滋潤藥中加

甘草令甘守津還之意舌白而薄者外感風寒也當用疏散之若薄白而乾者肺液傷也加麥冬花露蘆根汁等輕清之品爲上者上之也若苔白而底絳者濕遏熱伏也當先泄濕透熱防其即乾也此可勿憂再從裏而透於外則變潤矣初病舌即乾神不昏者宜急養正微加透邪之藥若神已昏此內匱不可救藥矣

前云舌黃或濁當用陷胸瀉心須要有地之黃若光滑者乃無形濕熱已有中虛之象大忌前法其臍以

上爲大腹或滿或脹或痛此必邪已入裏表症必無或存十之一二亦須驗之於舌或黃甚或如沉香色或如灰黃色或老黃色或中有斷紋皆當下之如小承氣湯用檳榔青皮枳實元明粉生首烏等皆可若未現此等舌不宜用此等藥恐其中有濕聚太陰爲滿或寒濕錯雜爲痛或氣壅爲脹又當以別法治之矣

再黃胎不甚厚而滑者熱未傷津猶可清熱透表若雖薄而乾者邪雖去而津受傷也苦重之藥當禁宜

甘寒輕劑養之
再論其熱傳營舌色必絳絳深紅色也初傳絳色中兼黄白色此氣分之邪未盡也泄衛透營兩和可也純絳鮮澤者胞絡受邪也宜犀角鮮生地連翹鬱金石菖蒲等清泄之延之數日或平素心虚有痰外熱一陷裏絡即閉非菖蒲鬱金等所能開須用牛黄丸至寶丹之類以開其閉恐其昏厥爲痙也
再論舌絳而乾燥者火邪刼營涼血清血爲要色絳而舌心乾者乃心胃火燔刼爍津液即黄連石膏亦

可加入其有舌心獨絳而乾者亦胃熱而心營受灼也當於清胃方中加入清心之品否則延及於尖爲津乾火盛之候矣舌尖獨絳而乾此心火上炎用導赤散瀉其腑若煩渴煩熱舌心乾四邊色紅中心或黃或白者此非血分也乃上焦氣熱爍津急用涼膈散散其無形之熱再看其後轉變可也慎勿用血藥反致滋膩留邪至舌絳望之若乾手捫之原有津液此津虧濕熱熏蒸將成濁痰蒙閉心胞也舌色絳而上有粘膩似苔非苔者中挾穢濁之氣急加芳香逐

之舌絳而抵齒難伸出口者痰阻舌根有內風也舌絳而光亮胃陰亡也急用甘涼濡潤之品舌絳而有碎點黃白者將生疳也大紅點者熱毒乘心也用黃連金汁其有雖絳而不鮮乾枯而痿者此腎陰涸也急以阿膠雞子黃地黃天冬等救之緩則恐涸極而無救也

再有熱傳營血其人素有瘀傷宿血在胸膈中舌色必紫而暗捫之潮濕當加散血之品如琥珀丹參桃仁丹皮等否則瘀血與熱相搏阻遏正氣遂變如狂

發狂之症若紫而腫大者乃酒毒衝心紫而乾晦者
腎肝色泛也難治
舌若淡紅無色或乾而色不榮者乃是胃津傷而氣
無化液也當用炙甘草湯不可用寒涼藥
再有不拘何色舌生芒刺者皆是上焦熱極也當用
青布拭冷薄荷水揩之即去者輕旋即生者險矣
舌苔不燥自覺悶極者屬脾濕盛也或有傷痕血跡
者必問曾經搔挖否不可以有血而便爲枯症仍從
濕治可也再有神情清爽舌脹大不能出口者此脾

濕胃熱鬱極化風而毒延於口也用大黄磨入當用
劑内則舌脹自消矣
舌無苔而有如煙煤隱隱者慎不可忽視如口渴煩
熱而燥者平時胃燥也不可攻之宜甘寒益胃若不
渴肢寒而潤者乃挾陰病宜甘温扶中此何以故外
露而裏無也
舌黑而滑者水來尅火爲陰症當温之若見短縮此
腎氣竭也爲難治惟加人參五味子或救萬一舌黑
而乾者津枯火熾急急瀉南補北若黑燥而中心厚

者土燥水竭急以鹹苦下之
若舌白如粉而滑四邊色紫絳者温疫病初入募原未歸胃腑急急透解莫待傳入而爲險惡之症且見此舌者病必見凶須要小心凡瘟疹初見須用紙燃照看胸背兩脇點大而在皮膚之上者爲斑或雲頭隱隱或瑣碎小粒者爲疹又宜見而不宜多見按方書謂斑色紅者屬胃熱紫者熱極黑者胃爛然亦必看外症所合方可斷之春夏之間濕病俱發癍疹爲甚如淡紅色四肢清口不甚渴脉不洪數此非虛斑

即屬陰斑或胸前微見數點面赤足冷或下利清穀此陰盛格陽於上當温之若斑色紫而點小者心胞熱也點大而紫胃中熱也斑黑而光亮者熱毒極熾雖屬不治然其人氣血充者依法治之或有可救若黑而晦者必死黑而隱隱四旁赤色者乃火鬱內伏大用清涼透發間有轉紅而可救者又有夾斑帶疹皆是邪之不一各隨其部而泄然斑屬血者恒多疹屬氣者不少斑疹皆是邪氣外露之象發出之時宜神情清爽方爲外解裏和如斑疹出而昏者此正不

勝邪而內陷或胃津內涸之候矣
再有一種白痦小粒如水晶色者此濕熱傷肺邪雖出而氣液枯也必得甘藥補之若未至久延氣液尚在未傷乃為濕鬱衛分汗出不徹之故當理氣分之邪枯白如骨者多凶氣液竭也
再溫熱之病看舌之後亦須驗齒齒為腎之餘齦為胃之絡熱邪不燥胃津必耗腎液且二經之血走於此處病深動血結瓣於上陽血色紫紫如乾漆陰血色黃黃如醬瓣陽血若見安胃為主陰血若見救腎

爲要然豆瓣色者多險惟症尚不逆者猶可治否則難治矣此何故耶蓋陰下竭陽上厥也。

齒若光燥如石者胃熱甚也證見無汗惡寒衛偏勝也辛涼泄衛透汗爲要若如枯骨色者腎液枯也爲難治若上半截潤水不上承而心火上炎也急急清心救水俟枯處轉潤爲妥若咬牙齧齒者濕熱化風痙病但咬牙者胃熱氣走其絡也咬牙而脈症皆衰者胃虛無穀以內榮也此何以故虛則喜實也舌本不縮而硬牙關咬定難開者此非風痰阻絡即欲作

痙症用酸物擦之即開酸走筋木來泄土故也

若齒垢如灰糕樣者胃氣無權津亡而濕濁用事多死初病齒縫流清血痛者為胃火衝激不痛者為龍火內燔齒焦無垢者死齒焦有垢者腎熱胃刦也當微下之或玉女煎清胃救腎可也

再婦人病溫與男子同但多胎前產後以及經水適來適斷大凡胎前病古人皆以四物加減用之謂恐邪來害妊也如熱極者有川井底泥及藍布浸冷覆蓋腹上等皆是護胎之意然亦須看其邪之可解而

用之如血膩之藥不靈又當審察不可固執仍宜步步保護胎元恐正損邪陷也至於產後方書謂慎用苦寒恐傷已亡之陰也然亦要辨其邪能從上中解者稍從症用之亦無妨也不過勿犯下焦且屬虛體當如虛怯人病邪而治況產後當血氣沸騰之際最多空竇邪必乘虛內陷虛處受邪為難治也如經水適來適斷邪將陷於血室少陽傷寒言之詳悉不必多贅但數動與正傷寒不同仲景立小柴胡湯提出所陷熱邪參棗以扶胃氣因衝脈隸屬陽明也此惟

虛者爲合治若熱邪陷入與血相結者當宗陶氏小柴胡湯去參棗加生地桃仁查肉丹皮或犀角等若本經血結自甚必少腹滿痛輕者刺期門重者小柴胡湯去甘藥加延胡歸尾桃仁挾寒加肉桂心氣滯加香附陳皮枳殼等然熱陷血室之症多有譫語如狂之象與陽明胃熱相似此種病機最須辨別血結者身體必重非若陽明之輕便者何以故耶陰主重濁絡脈被阻身之側旁氣痺連及胸背皆爲阻窒故去邪通絡正合其病往往延久上逆心胞胸中痺痛

即陶氏所謂血結胸也王海藏出一桂枝紅花湯加海蛤桃仁原欲表裏上下一齊盡解之理此方大有巧妙焉

治傷寒所謂血結胸也王海藏出一桂枝紅花湯加
海蛤散仁原欲表裏上下一齊盡解入理此方大有
巧妙焉

陳獻傳名嘉璪號紱齋長庠生住虎邱山塘

人身一小天地論

造化一陰陽也陰陽一太極也太極本無極也無極之前陰含陽也有象之後陰分陽也陰爲陽母陽爲陰父陽生於子極於巳而一陰來姤陰生於午極於亥而一陽來復震爲長男屬火火生於寅胞胎在巳巽爲長女屬水水生於申胞胎在亥巳亥爲天地之門戶陰陽之根本也人稟健順之德以生五行之氣隱於五臟見於六腑呼吸即陰陽運輸也津液即雨

露灌溉也光澤即花木榮繁也耳目即日月晦明也人身一小天地信哉善觀脉者知陰則知陽知陽則知陰可以心察可以指別可以類求可以意會可以萬全至道淵微莫逾於此順而調之眞氣乃安邪氣乃正反之則病實則氣入虛則氣出氣實則熱氣虛則寒治之若何溫涼各隨其候補瀉各有其宜無虛虛無實實無太過無不及上應天光星辰象緯下副四時五行貴賤以明三部九候以察八正八風陰陽升降配天象地之說是在神悟靈機心識微妙者矣

顧雨田 名文烜號西疇國學生世居南城下

書方宜人共識說

國家徵賦單日易知良將用兵法云貴速我儕之治病亦然嘗見一醫方開小草市人不知爲遠志之苗而用甘草之細小者又有一醫方開蜀漆市人不知爲常山之苗而令加乾漆者凡此之類如寫玉竹爲萎蕤乳香爲薰陸天麻爲獨搖草人乳爲蟠桃酒鴿糞爲左蟠龍竈心土爲伏龍肝者不勝枚舉但方書原有古名而取用宜乎通俗若圖立異矜奇致人眾

牛不解危急之際保無誤事又有醫人工於草書者醫案人或不識所係尚無輕重至於藥名則藥鋪中人豈能盡識草書乎孟浪者約畧撮之而貽誤小心者往返詢問而躭延可否相約同人凡書方案字期清爽藥期共曉再如藥引中生薑常寫幾片燈心常寫幾根竹葉橘葉常寫幾瓣葱管荷梗常寫幾寸余謂片有厚薄根有短長瓣有大小寸有麤細諸如此類皆須以分兩爲準又煎藥宜囑病家各藥各鑵勿與他人共用恐彼煎攻兙此煎補益彼煎寒涼此煎

溫熱譬如酒壺泡茶雖不酹人難免酒氣此說偶見於願體集中竊以爲先得我心故亦摘而贅之

吴醫彙講卷二目録

薛生白

唐立三

讀書必須隅反

讀書須善比例

讀書須剔錯處

讀書須汰衍說

讀書須辨訛字

餘稿頗繁分卷續鐫

吳醫彙講　卷二目錄

吳醫彙講卷二

長洲唐大烈立三氏纂輯

門人王濤文海氏校訂

薛生白

名雪號一瓢兩徵鴻博不就所著詩文甚富又精於醫與葉天士先生齊名然二公各有心得而不相下先生不肯以醫自見故無成書年九十而殁此日講雜紀今令曾孫東來所述東來名啓潛字應枚住掃蓮巷即承祖業

在易先天圖☰在上在南後天圖☰在下在西北與內經之旨正合體用互呈生成俱著人身一小天地豈不信哉繫辭釋先天圓圖云數往者順知來者逆

數往者順即後天之用五行相生之謂內經人壽可得百年之說也知來者逆即反五行之相尅者爲相生軒岐治病之秘旨也從後天圖經逆到先天圖位便是金丹大道攢簇五行作用余嘗言人須到得半個神仙身分方當得起名醫二字實非浪語

凡大疫之年多有難識之症醫者絕無把握方藥雜投夭枉不少要得其總訣當就三年中司天在泉推氣候之相乖者在何處再合本年之司天在泉求之以此用藥雖不中不遠矣

讀素問耳兼心腎與靈樞合看則又兼肺可見每篇皆兼五行如天地之互相入者

喻江西才宏筆肆專以大言欺人惟論温則自呈敗缺不少人不知其牽混也温瘟二症絕無界限使後學亦往往混讀而不甚分則余故於此三致意焉

長沙夫子用阿膠何嘗云炒後人畫蛇添足耳阿膠之用專爲濟水伏流也炒之濟水何在哉

傷寒脈浮滑此表有熱裏有寒表之熱寒之用裏之寒熱之體言熱病本於寒寒旣病而爲熱矣則體用

皆熱也漢之文法如此

婦人手少陰脈動甚者妊子也陰搏陽別謂之有子

手少陰脈盛是宜妊子之象及笄之子亦有之者過

此不得亢極爲病比比然也若陰搏陽別已有子也

一句虛看一句實看方是女子尺脈常盛寸脈常虛

此言陽別者猶云與平日之脈有別至是而寸脈亦

覺洪滑故云少陰脈動甚者妊子也

內經夢事雖分臟腑陰陽大要總繫心肝兩臟爲主

何也未有神魂靜而夢寐顛倒者也

唐立三名大烈號笠山一號林嶝長庠生選授蘇州府醫學正科住臨頓路

金匱上工治未病一節辯

此節諸家註釋皆隨文敷衍惟尤在涇以酸入肝以下十五句謂疑非仲景原文後人謬添註脚編著者誤收之也細按語意見肝之病以下是答上工治未病之辭補用酸三句乃別出肝虛正治之法觀下文肝虛則用此法實則不在用之意可見矣 烈謂在涇所云註脚之說可稱千古隻眼惟是此節專爲治未病而設補用酸三句非皆肝虛之治兼出實脾之法

益言肝若虛者用酸補之若實者用焦苦補火以助土甘味直益其土也酸入肝三句與上三句針對尚可爲上三句申明其義可毋謂之謬註脾能傷腎以下十二句無論補脾以傷腎繼火以爍金然後使肝無伐獲益者少受傷者反多已屬不經且於治法亦隔四臟迂迴極矣更脾得補而生肺金來尅木僅隔二臟脾土勝而尅水少於涵木亦隔二臟忘其近者而以迂遠之說强爲穿鑿謬註顯然況凡臟病惟虛者受之而實者不受臟邪惟實者傳仇而虛者不傳

故治肝虛者直補其肝以禦外侮治肝實者先實脾土以防滋蔓此正治也肝虛則用此法實則不在用之二句愚見亦以爲謬註則此十四句則下文虛虛實實等句一氣貫穿矣

辯金匱槃飪之譌

金匱第十三節清邪中上濁邪中下大邪中表小邪中裏之下魏栢鄉諸本作槃飪之邪徐忠可諸本作槃飪之邪醫以槃字讀作穀字者居多以致金匱心典竟作穀飪之邪矣蓋因梅誕生字彙無此槃字而

飥字註云麪褁屬故誤以穀字配之而為難化之物也考康熙字典糓字註云讀與馨同即以金匱糓飥之邪句實之揆飪為烹調生熟之節則此句當作糓香可口過食之而停滯應讀糓音馨飪為是以糓讀穀以飪作飥及竟作穀飥者皆非也

二陽之病發心脾解

二陽者足陽明胃手陽明大腸也其病發於心脾蓋因思為脾志而實本於心其始也有不得於隱曲之事於是思則氣結鬱而為火以致心營暗耗既不能

下交於腎脾土鬱結又轉而尅腎是以男子少精女子不月無非腎燥而血液乾枯也且夫脾有鬱火則表裏相傳胃津亦涸大腸爲胃之傳道故併大腸而亦病也此二陽之病當以燥火之證言在胃則爲消爲格在腸則爲閉爲鞕至於胃腑既燥而脾無以行其津液則爲風消風消者火甚而生風脾憊而肌肉消削也大腸之燥傳入於肺則爲息奔息奔者息有音而上奔不下也四臟二腑交相燔灼陰液盡耗故直斷爲死不治昔王安道以腸胃有病延及心脾顛

倒其說於不得隱曲之故闕而未詳喻嘉言闡發稍明亦但言其所當然而未窮其所以然故更詳之

維脈爲病論治

二十九難曰陽維爲病苦寒熱陰維爲病苦心痛越人但有是說而無治法後人以桂枝湯爲治可謂中肯蓋陽維維於陽屬於衛也故爲寒熱陰維維於陰屬於營也故爲心痛桂枝湯有和營衛調陰陽之力適合比例以治也

張劉李朱後當以薛張吳喻配爲八大家論

自有軒岐越人以來著書立說者不下數百家而久推張劉李朱爲四大家者蓋以仲景首論傷寒立法立方實爲醫祖守真復以春溫夏熱立言補仲景之未備東垣詳辨脾胃内傷與外感懸殊又補張劉之未備丹溪又專論補陰再補東垣之未備各有見地迭爲補闕已有李士材論之曉暢矣而余謂言外感者張劉言内傷者李朱似乎備矣而實有未盡明之薛立齋謂十三科一理慨外科固執成方不窮病本特發内外合一之論又以風會不齊今人虛薄痛戒

寒涼多行溫補此又補丹溪之未備而擴人胸臆者由是張景岳李士材輩著述頗行實皆立齋之餘韻也雖然內傷諸症脾胃獨詳於李氏陰陽分擅於朱薛可謂無遺蘊矣而外感風寒溫熱之外尚有夏月直受暑邪者雖潔古東垣輩以動靜分陰陽似屬近理自有張鳳逵申明傷暑之理蘊特著全書可云見老復有喻嘉言不獨從仲景書中悟出冬溫春溫伏氣為病於千百年無人道破之書一旦揭其微義誠為瞶中一大炬更悟出秋燥一門指破內經秋傷於

濕之誤可稱千古隻眼至此而天之六氣方云大備更有不關六氣而亦屬外受之疫邪諸書中雖亦有所闡發而莫如吳又可直窮變態反覆詳明此又於講求外感諸家補其未備者也其外載籍充棟縱各有可採之論可傳之方無論醇於此者疵於彼雖稱完璧即有腹笥廣博卷帙充盈者要不及薛張吳喻四先生各開生面以補張劉李朱之闕也讀其書不敢沒其功故特以入大家推之

醫宜博覽論

病有常變治亦有常變無不備載於書中固在乎人之善於取裁也然而世人之病不獨變端莫測談非容易更有證出希奇人難習見當此時也將束手而待斃耶抑漫然而嘗試耶載籍極博奇妙不少試舉一二言之辛亥春元墓墳丁沈長觀大腸頭忽出寸許痛苦難忍乾則退落又出又落二十日餘如是者三次就治於外科始有稱為肛癰者繼則莫能治之一日赴城中王士林家求治士林曰此名截腸病出於夏子益怪疾奇方此時尚可治之再出再落則不

可救矣令以臀坐浸於芝麻油內再日飲麻子汁數盞不數日而愈夫夏子益書今已無傳不過散見於本草綱目王子留心及此其博記可知又已亥歲春有泰興縣人繆志文被訟管押驟然遍身發泡流水皮膛毫無空隙即行斃命屍屬具控奉撫臬各憲調發蘇州府審辦郡侯楊公轉行府醫學翁公查議是否毒發有無此瘡翁公以係內科請飭外科查覆闔郡外科皆無以對翁公偶過寒齋談及此事余曰曾見彭用光普齋良方載有虜瘡云建武中南陽擊虜

所得與此證情形悉合須以蜜煎升麻拭摩若不卽療數日必死等語綱目蜂蜜註中亦有是說翁卽借去此書并卽申明於內科醫生唐立三家借得簽呈詳覆而定案於是縣差之罪得雪設使是時苟無此書幾成寃獄矣又庚戌冬南營高姓女兩足指忽青黑紫爛不知痛癢漸延至跗脛踝間請治於外科多人有云脫疽者有云落脚傷寒者並有推爲寃業症者咸稱不治及邀封門陸鳳翼視之云此不成爲病止服温通氣血之劑外用臘糟煎洗不數日可愈果

如其言衆皆異之余於附近視症聞之亦異後過陸子詢其故答曰診其脈惟稍濇餘無病象并問其素常畏足過緊因知此症不過血脈受寒冰凝不運於是肌肉潰爛耳此乃切問精詳又不張大顯功殊可欽也又丙午春有海門人王潮患病延醫張勝林用桂附等藥病已漸輕換醫陳若山因王潮面帶赤色身不惡寒用犀角等味凉藥越日即死其父王德甫毆傷陳若山身死奉臬憲常公提至省城審辦因余有府醫學之任下余辨議余以傷寒論少陰病裏寒

外熱身反不惡寒其人面色赤通脈四逆湯主之一條與此案前醫所用之藥相符又景岳寒熱篇云凡眞熱發熱而假熱亦發熱其病亦爲面赤躁煩等證踈者見之便認爲熱妄投寒涼下咽必斃等語又與服犀角等藥越日即死相符其爲陳若山誤治而死無疑詳覆定案於是王德甫痛子毆醫罪得輕減又己酉歲表甥陸灌園患瘧半年大肉盡削後變黃疸繼而兩膝腫痛大如鵝膝兩股胻腨皆青黑痛甚而冰冷又上下牙齦紅腫形如榴子色若塗硃日漸潰

爛滿口熱如火烙舌亦紅紫而痛湯粥難下痛勢可危徧請外科圖治皆云下部陰寒上焦火亢殊爲棘手余素不諳外科亦同聲無措一日延山塘劉玉如來云此一症也名曰青腿牙疳載於

御纂醫宗金鑑如方調治而愈夫醫宗金鑑人所應讀之書也延過外科數位無人或識惟劉子知之多見其有學也即此五病失治則死得治則生一死一生此乎醫手由是觀之書可不覽哉覽可不博哉司人性命者豈僅粗知經絡藥性脉訣湯頭遂可云勝任歟

讀傷寒補天石貫珠集二書合記

傷寒一症頭緒繁多自仲景立法立方以來叔和編次無已註釋理蘊爲之一顯迨後續爲註釋者不下數十家互相訾詆殆無底止余謂數十家中吳蒙齋之指掌固爲捷徑雖李士材亦以爲善然而奧義深微未由參究方中行起而條辨洵爲卓識程郊倩拾其唾餘徒滋浮衍柯韻伯立言雖暢不免穿鑿至如張路玉周禹載諸君詮發各極精詳又或嫌其叢蔓獨有喻氏之書膾炙人口者以其繁簡得宜通乎衆

耳然以尢在涇先生貫珠集較之則又逕庭矣即如首篇云寒之淺者僅傷於衛風之甚者并及於營衛之實者風亦難洩衛之虛者寒亦不固但當分病症之有汗無汗以嚴麻黄桂枝之辨不必執營衛之孰虛孰實以證傷寒中風之殊立為正治法權變法斡旋法救逆法類病法明辨法雜治法等仲景著書之旨如雪亮月明令人一目瞭然古來未有何其金匱心典梓行於世并採入

御纂醫宗金鑑而貫珠集一書尚未傳播良可惜哉至於

變通其法而云今昔異宜者如陶節菴高鼓峯輩雖亦代有傳書而莫如戈存橋之補天石為最舉凡四時感症無論正傷寒類傷寒分條辨治各極其妙可謂博而詳詳而約矣其書板廢之後莫之再鏤者余實不得其解欲將戈尤二君之書合鐫行世一則由證以立法一則由法以辨證相為經緯瞭如指掌竊以為凡屬感症止須讀此二書思過半矣無如力不從心因循未鏤今老矣有志而不逮矣爰紀數語以俟諸同學或有意見相同者否

妊娠陰脈小弱論

內經言手少陰脈動甚謂之有子陰搏陽別謂之有子曰動曰搏皆有力之象也而金匱復以陰脈小弱其人渴不能食無寒熱者爲妊娠二說何其相反耶蓋內經所云者一謂手中之少陰腎脈血聚氣盛故脈動一謂陰得胎氣而强鼓陰脈搏指而陽脈反與之有別此皆於三月之胎診之始驗其金匱所云者謂下焦之氣血驟爲胎蝕暫似有虧故脈小弱此惟於兩月左右驗之過此則不然矣是以下文有於法

六十日當有此證句由是觀之二書似反而實同也然更以千金所云初時尺脉微小呼吸五至三月數之語合而參之斯得圓通之妙焉

讀書十則 有小序

嘗讀喻西昌書有曰邇來習醫者衆醫學愈荒無方之書全不考究有方之書奉爲靈寶云云可知吾儕之學問全在乎無方之書爲根本也然而典墳具在蘊奥良多何以考之何以究之哉聊紀數則以爲引伸之鑒

讀書須看反面

丹溪曰：方書瘦胎飲一論，爲湖陽公主作也。予族妹苦於難産，予甚憫焉，視其形肥而勤於針黹，搆思旬日，忽自悟曰：此正與湖陽公主相反。彼奉養之人，其氣必實，耗其氣使和平，故易産；今形肥知其氣虛，久坐知其不運，令其有孕至五六月，遂於大全方紫蘇飲加補氣藥，與十數貼，因得男而甚快。烈按：同一難産，而有虛實之別，補氣之方，反從瘦胎飲悟出，故凡前賢議論，必明其正義，又必於反面搆思，方不爲其

所圖可見讀書不可獨泥於正面也

讀書須悟對面

趙養葵水火論曰世人皆曰金生水而予獨曰水生金夫肺出氣也腎納氣也凡氣從臍下逆奔而上者此腎虛不能納氣歸元也毋徒從事於肺或壯水之主益火之源肺向水中生矣烈按水生金乃金生水之對面也世人但知其一面而不知又有彼一面凡此之類自在人善悟之耳

讀書須識正介

素問通評虛實論曰帝曰腸澼便血何如岐伯曰身熱則死寒則生吳鶴皐註云身熱則血敗而孤陽獨存故死 烈 按腸澼便血之身熱有三一則表邪下陷於陽明藥中加葛根胃氣得升即愈一則陰盛格陽雖爲危候亦有用溫藥而得生者惟陰氣已竭之身熱於法不治吳鶴皐但註得孤陽獨存可知陽陷與格陽不在此例也苟使泥於吳註幾疑此症惟有孤陽獨存矣並疑凡身熱者皆死矣故曰讀書須識正旨

讀書必須彙參

李念莪腫脹論引內經實脹四條虛脹二條寒脹三條熱脹一條又五運六氣各有腫脹然有提其綱者曰諸濕腫滿皆屬於脾又曰其本在腎其末在肺皆聚水也又曰腎者胃之關也關門不利故聚水而從其類也可見諸經皆有腫脹無不由於脾肺腎三者

烈按今醫之各有所偏者因看書時不能參考異同以致囿於一說遂爲成見張路玉醫通凡例曰從古立言止就一端而論誠哉是言也故引此以爲讀書

必須彙參之法

讀書須立主見

景岳全書關格門歷引經文而曰關格一證內經本言脉體以明陰陽離絕之危證又歷辯越人以上魚爲溢爲外關內格入尺爲覆爲內關外格及仲景叔和東垣等以在尺爲關在寸爲格關則不得小便格則吐逆之非而獨創論曰人迎察六腑之陽氣口察五臟之陰人迎盛至四倍以上此孤陽獨存故曰格陽格陽者陰格於陽也氣口盛至四倍以上此元陰

無主故曰關陰關陰者陽關於陰也若人迎寸口俱盛至四倍以上且大且數此陰陽相離故名關格也總由傷腎傷精陽不守舍雖與勞損症不同實即勞損之別名也烈按關格二字諸先哲久已相傳爲下關上格矣一旦獨闢爲陰陽離絶之脈證不囿於相傳舊說觀此可以闢我儕自立主見之一助

讀書必須隅反

王損菴曰內經言温瘧在臟者止以風寒中於腎言單瘧者止以肺素有熱然冬令之寒既得以中於腎

則其餘令氣之邪，又寧無入客於所屬之臟者？既肺本氣之熱爲瘧，則四臟之氣鬱而爲熱者，又寧不似肺之爲瘧乎？此殆舉一可以三隅反也。烈按：內經止說得冬令之寒，而損菴即於冬令推到春夏秋令氣之邪；內經止說得肺素有熱，而損菴即於肺臟推到心肝脾腎。可見讀書貴乎隅反，不可固執一說也。

讀書須善比例

喻嘉言治金鑑一案曰：觀其陽症陰症混在一區，與兩感傷寒無異，仲景不立治法，然曰發表攻裏本自不同又曰活法在人神而明之未嘗教人執定勿藥也於是以麻黃附子細辛湯兩解其在表陰陽之邪附子瀉心湯兩解其在裏陰陽之邪而愈烈按春溫之症本無兩感嘉言以其病情同於兩感而即以仲景之方比例治之眞所謂活法在人神而明之也今人奇疾甚多治法宜從權變故引此以爲比例之法

讀書須剔錯處

王安道內傷餘議曰東垣內外傷辯有曰飲食勞倦傷而內熱者乃陰火乘其坤土也又曰勞者溫之損

者温之惟宜温藥以補元氣而瀉火邪内經曰温能除大熱耳按陰火二字靈素難經未嘗言而東垣每每言之又勞者温之所以調其飲食適其起居澄心息慮以待其真氣之復常也禮記所謂柔色以温之正與此同今東垣謂宜温藥補元氣而瀉火邪又易損者益之爲損者温之又以温能除大熱爲内經所云而偏考内經並無此語此亦不能無疑者也烈按東垣乃醫賢中翹楚尚有舛錯内經之處况其他書哉讀書者豈可苟焉從事哉故引此以爲一鑒

讀書須汰衍說

張會卿曰瘧疾一證內經言已詳盡後世議論煩多反滋疑貳茲舉陳氏三因之說以見其槩如內因五臟之瘧在內經所言不過爲邪在何經之辨原非謂七情所傷也再若不內外因或以瘧邪亂神因致狂言似鬼者有之豈鬼祟果能爲瘧乎至若胃瘧既云飲食明是內傷且凡先因於瘧而後滯於食者有之未有不因乎外邪而單有食瘧者也陳氏之說旣以三因並論故不得不敷衍其說不知響影之談不但

無益而且亂人意見烈按此類之衍說甚多如士材之診家正眼每脉中必以寸關尺爲主病甚至將遲數之脉亦復分之而云寸遲上寒關遲中寒尺遲火衰夫三部之脉數則俱數遲則俱遲如何提出一部之獨遲獨數以爲主病乎此亦景岳所謂敷衍其說也諸如此類不可不可爲其所惑

讀書須辨訛字

喻嘉言秋燥論曰生氣通天論謂秋傷於燥誤傳傷燥爲傷濕解者竟指燥病爲濕病遂至經旨不明烈

按此一字之訛而有毫厘千里之謬諸書中傳寫訛字頗多讀書者自須具眼

吴醫彙講卷三目録

蔣星墀

合論丹溪景岳相火大意

升降出入説

寸口趺陽緊脈不同論

中脯中臟辨

吴醫彙講卷三

長洲唐大烈立三氏纂輯
門人程德鈴峻天氏校訂

孫慶增名從添號石芝常熟人遷居郡城葑溪作七十六歲於乾隆丁亥所遺石芝醫話今令姪孫名森字天桂節錄付梓

石芝醫話

人之生命天氣最急地味次之二時不呼吸絕天氣而死七日不飲食絕地味而死此其緩急可知也保命當先納天氣以接元氣食地味以納天氣素問曰

天食人以五氣地食人以五味

人身之否泰與易理相同地天則泰天地則否耳兩竅目兩竅鼻兩竅合爲坤象鼻之下人之中也口一竅前陰一竅後陰一竅合爲乾象頭至唇不動地道也口至足皆動天道也頭之上天足之下地人身上下合之故能中立逆之則泰順之則否理所當然人自不察耳

人身前面可動者陰用陽也後面不動者陽用陰也故曰前抱陽後負陰

西洋自鳴鐘以比人身氣血之周流最爲切符水不升爲病者調腎之陽陽氣足水氣隨之而升火不降爲病者滋心之陰陰氣足火氣隨之而降則知水本陽火本陰坎中陽能升離中陰能降故也

火上浮則右尺虛不獨腎寒尺虛食下行則右尺大不獨腎虛尺大蓋以命門大陽同居於下也

氣之性善升而易散者與固養氣之妙法惟靜存守中善養氣者矣血之性善降而易凝和與溫養血之妙法惟運動調中善養血者矣

臟病入腑即愈惟咳嗽症入腑即危蓋肺與大腸為表裏胃傷則飲食不進故也

經寒絡熱者溫經清絡絡寒經熱者溫絡清經但經直絡橫溫甘通經辛香通絡為別

傷於情志和肝開心醒脾解鬱為主然必緩治用輕藥漸可向愈重藥則反傷胃陽元氣不復血氣耗散矣

口授丹方無不誇張效驗而又藥物輕賤便於採取故人樂於聽聞不辨病之陰陽表裏淺深虛實漫以

試之禍不旋踵者多矣鄉愚之人往往蹈此哀哉看病認不眞切則静坐思之總於望聞問切四者中搜求病機必有得心之處胸中了了用藥方靈若終於疑惑而勉强投方竊恐誤人性命也

於疑惑而勉强投方藥恐誤人性命也
搜求病機必有得心之處須中了用藥方靈若祭
看病認不真切則静坐思之纔於望聞問切四者中
識之聽不於疑將從矣疑惑之人往往蹈此哀哉

傅學淵名存仁號約園國學生住婁門外狹河

管見芻言

春溫夏熱秋涼冬寒時之正也而風實應之凡治感冒取用表散自宜隨時制方若應熱反涼病隨時變施治尤貴圓通至久晴久雨燥濕異宜臨症更宜留心不可膠執常例

凡外感病挾食者頗多當思食爲邪裹散其邪則食自下若雜消導於發散中不專達表胃汁復傷因而陷閉者有之至若風多挾暑濕寒或挾燥火或惱怒

或勞倦或房事及肝氣宿瘀諸血症皆外感病之不無有挾者所貴隨症制宜斟酌盡善庶無差誤也

凡內傷病損上損下損及中州在氣在血在腑在臟用藥補救宜專任宜的對無論已設或挾有外感最當留心補臟即不可施當以輕劑調停庶不致粗疎誤事其有上損宜治下下損宜治上或砥柱中流或作隔二隔三之治古人具有良法可師不敢多贅

病變無常方難一然無定之中自有一定之法此即中無定體隨時而在之道也蓋離規矩不可以爲

方圓執規矩亦不可以爲方圓每見前人用古師其意而不泥其方或採取其二三或減增其一二得心應手方推能事

君臣佐使制方自有定法然品味不可拘泥陸清獻曾論仁義禮智信隨時迭相爲用比之醫家之於君臣佐使也有然即如參苓术草四君子隨症從宜因時取用當亦如十二律之旋相爲宮也

寒熱溫涼有一定之藥無一定之治入腑入臟或補或攻其氣味與性不可不細按也故有正用亦有反

用有獨用又有兼用併有活用借用之不同如用寒可以治熱反用可以入寒獨用寒而熱可除兼用寒而熱可制微行消導大可和中稍藉清滋自能表汗隅反焉而取資無盡矣

外感內傷爲證治兩大關鍵然去其所本無復其所固有兩言可盡之也葢六淫外襲身中氣血日失和平一切外感有餘之症有須汗吐下和之治皆是去其所本無也若七情受傷腑臟有損身中氣血日就虧耗一切內傷不足之症有須滋填培補之治皆是

復其所固有也

讀古人書須識其補偏救弊一片苦心互相觝觸即是互相闡發處所貴多讀多看融會貫通由博反約以求理明心得臨症無望洋之嘆是已若好爲指摘棄瑜録瑕殊失欽承前哲之道至矜家秘而執成法頭痛醫頭尋方覓藥一切無方之書置之高閣此又孟浪之流不足與語斯道者矣

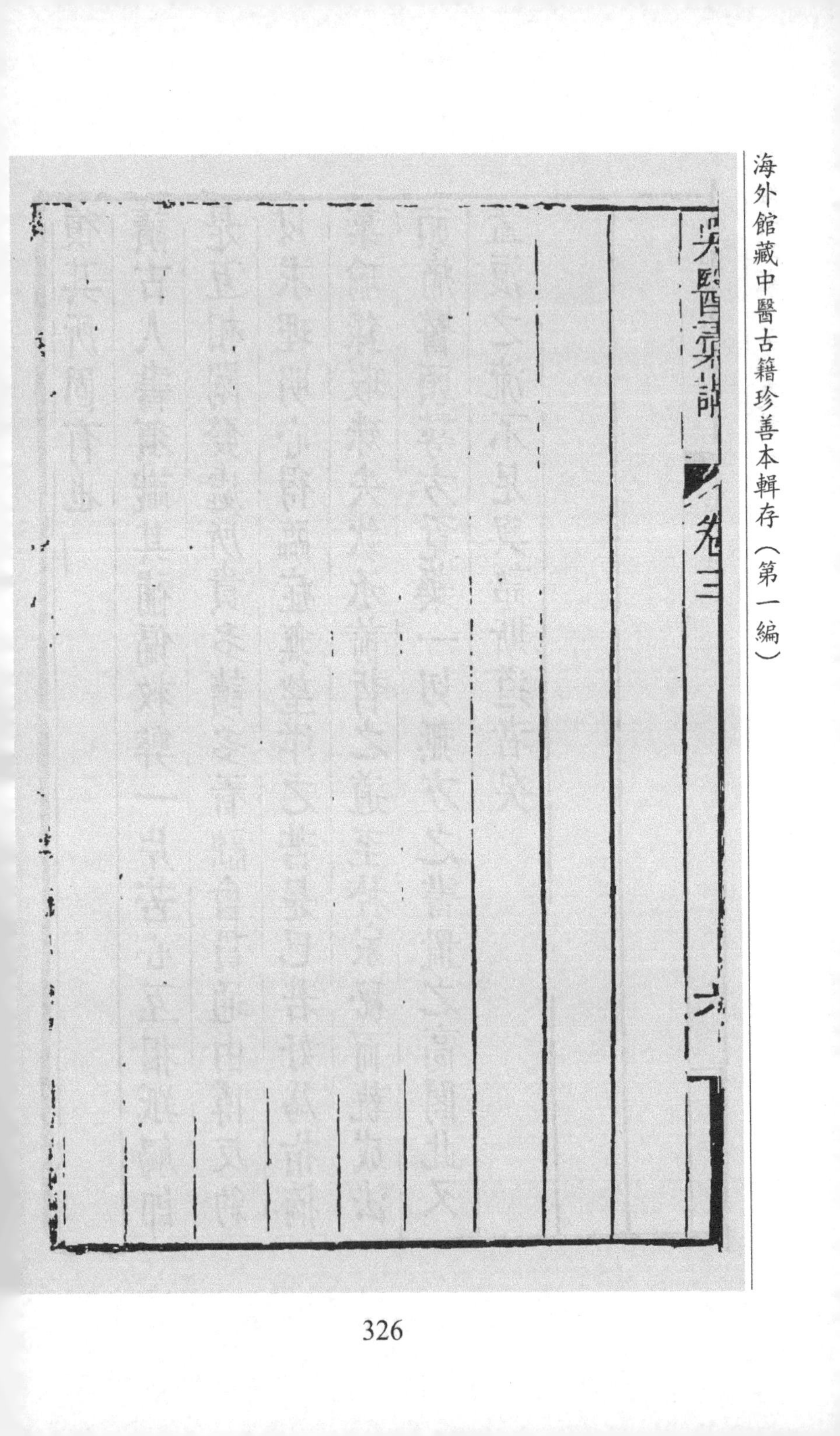

江朝宗 名誠立 作 平江路

核骨踝脛腨蹫辨

靈樞經脈篇脾足太陰之脉起於大指之端循指内側白肉際過核骨後

汪訒菴註核骨俗名孤拐骨足跟後兩旁起骨也

按張景岳曰核骨即足大指本節後内側圓骨也

滑氏言孤拐骨者非李士材亦宗之當以張李之註爲是汪註未確論詳下節

上内踝前廉

汪註脛兩旁內外曰踝　按字彙踝字華上聲俗有從其便者即從旁讀作果音諺云脚果骨當即此字孤拐骨亦即此也汪註以踝爲核骨而以脛兩旁爲踝夫脛者膝以下至足之總名俗名小腿者是也與俗名大腿之股相配是四肢中分出之四大名目上肢曰膊曰臂下肢曰股曰脛也故皆從月若踝者近足之突骨也故從足若曰踝在脛下則可而謂脛旁即踝踝未可也

上腨內

按腨字張景岳類經及汪訒菴類纂李士材知要皆刻從足類纂註先曰踹音短足跟也又曰一作腨音善足肚也此因誤刻從足故其言岐疑無定類經與知要皆註足肚曰踹此註不誤而字之從足者皆誤刻也按從足之踹字考諸字彙字典玉篇皆曰足跟也脈自大指而上內踝已交於脛自此上行則在脛中矣豈有反下入足跟之理哉若入足跟當用下字不當用上字而曰上踹內矣故知其誤刻從足也

循脛骨後

統繹四節自核骨而上踝自踝而上腨自腨而循脛骨後可知踝在腨之下而脛不在腨之下矣欲明經脉必當明其部位雖分寸不得混淆也

唐迎川名學吉號載張吳縣
醫學訓科住西城橋

爛喉丹痧論

近來丹痧一症患者甚多患而死者亦復不少世人因方書未及治亦無從措手或云辛散或云涼解或云苦寒泄熱俱師心自用各守專門未嘗探其本源

按仲師金匱書陽毒之為病面赤斑斑如錦紋咽喉痛唾膿血五日可治七日不可治升麻鱉甲湯主之之文細繹其義實與此症相類何會心者之絶少耶惟是升麻鱉甲湯蓋以升麻升透厲毒鱉甲泄熱守

神當歸和血調營甘草瀉火解毒正內經熱淫於內治以鹹寒佐以苦甘之旨而內有蜀椒雄黃似當加於陰毒方中或因傳寫之訛耳一轉移間則於陽毒陰毒之義尤爲貼切而人之用之者亦鮮疑畏矣今如遇此丹痧一證當於經義詳之毋謂古人之未及也不揣愚陋用敢質之同人

臟腑受盛辯

讀難經四十二難有臟腑之長短輕重廣狹受盛之數余竊以爲未必然如人輕重長短不齊飲食多寡

不一，即可類推也。即長短尚有以中指屈曲，而取中節之兩角以量之論，而受盛水穀之升合，適然各異，可見吾儕看書，要在圓通活潑，未可拘泥成説也。

大温中飲炙甘草湯合論

閱景岳新方中於大温中飲方下，有從補血之散雲騰致雨之妙。仲景猶所未及句，竊謂傷寒方中仲師用炙甘草湯，有桂、酒、地、麥、膠、麻之品，非陽根於陰，汗化於液，雲騰致雨之妙乎！未可謂其未及也。

論柴胡

按柴胡爲少陽藥者因傷寒少陽證之用柴胡湯也夫邪入少陽將有表邪漸解裏邪漸著之勢方以柴芩對峙解表清裏的爲少陽和解之法而柴胡實未印定少陽藥也蓋以柴胡之性苦平微寒味薄氣升與少陽半表之邪適合其用耳乃有病在太陽服之太早則引賊入門若病入陰經復服柴胡則重虛其表之說此恐後人誤以半表半裏之品爲認病未清者模糊混用故設此二端以曉之也不觀之景岳新方中諸柴胡飲柴芩煎柴胡白虎煎諸方信手拈用

頭頭是道是誠知柴胡之用而先得我心之所同然矣再考方中有逍遥散之疏解鬱熱歸柴飲之和營散邪補中益氣湯之升發淸陽提邪下陷疏肝益腎湯之疏肝淸熱養陰透邪其妙難於僕數何至重虛其表乎余於風邪初感之輕症及邪氣淹留表熱不解之久病用之並臻神效奈何將此有用之良品拘泥成說而畏之即用亦準之以分數竟至相沿成習不得不爲置辯

論犀角升麻

按朱南陽有如無犀角以升麻代之之説以其同於一透也朱二允以此二味升降懸殊爲辯余謂尚非確論夫犀角乃清透之品升麻乃升透之味一重於清一重於升其性不同其用自異未嘗聞有異而可代者也若夫風寒壅遏疹點未透者斯爲升麻之任而温邪爲病丹斑隱現者又係犀角之司如以升麻爲代其肺氣熱者必致喉痛甚增喘逆營分熱者必致吐血輕亦衄宣其誤若此豈可代乎又角生於首故用爲透劑二允以爲下降之品亦不可不辯余非

敢輕議前輩實出婆心之不禁耳故謹論之

辨紫茸之僞

痘科所用紫茸即紫草之嫩苗也活幼新書云紫草性寒小兒脾實者可用脾虚者反能作瀉古方惟用茸取其初得陽氣以類觸類用發痘瘡今人於前四朝凉血利竅則用紫草若痘局佈齊後改用紫茸以血熱未清於凉血中兼寓升發之義也今肆中所用色紫而形如松膏者乃係洋内樹脂與紫草茸迥異醫俱不察而用之不可不急爲之辨

辨鬱金之誤

鬱金一物出於川產野者色黑不可多得其川中所種者皆係外白內黃即今人誤呼為薑黃子者也至肆中所用川鬱金乃莪蒁中揀出莪蒁之子因其色黑與川中野鬱金相似而混之也醫俱不究反以川中種本之黃鬱金謂廣鬱金或謂薑黃子殊堪捧腹余於弱冠時入川即會深究此品當以種本之外白內黃者為是勿泥薑黃子之說而廢之

周思哲名桂號香林

大豆黄卷辯

大豆黄卷古人罕用本草載其性曰治濕痺筋攣膝痛五臟不足益氣宜胃破婦人惡血除胃中積熱消水氣脹滿卽金匱虛勞門薯蕷丸於氣血並補方中佐之後之著方解者有宣發腎氣之論亦未謂其發表也近來誤作表藥者其故何歟蓋因吾吳人喜服輕方而昔之治病俱於醫家取藥有云馬元儀先生預用麻黄湯浸豆發蘗凡遇應用麻黄者方開豆卷

俾病家無所疑懼渠得藥投中病曲以兩全此心亦良苦矣後醫不明細底竟認豆卷與豆豉同類公然影射作爲表劑但肆中豆卷豈亦有麻黄湯浸發者乎即以格致之理論之豆得水而發蘖或能些微宣濕亦不能爲通用表藥也若用二三錢之豆卷即可表汗世人以此爲疏菉者每食盈甌何不汗至亡陽耶一笑

瘟疫贅言

春溫夏熱秋燥冬寒因病之常若夫疫者穢惡之氣

互相傳染吳又可論之詳矣惟吳氏謂從口鼻而入即踞膜原愚謂既由口鼻吸受肺爲出入之門戶無有不先犯肺者疫皆熱毒肺金所畏每見此症之身熱先有憎寒肺先病也繼而充斥三焦或有徑入心胞者所云厲氣無非鬱熱是以喻西昌所講瘟溫二字未嘗區別蓋亦有見乎此耳况所云上焦如霧升逐解毒中焦如漚疏逐解毒下焦如瀆決逐解毒總不脫一毒字者其爲鬱熱意在言表矣更有患此病者縱飲冷水亦能大汗而解此非熱毒之明驗乎至

於疫邪雖解而肺蓄餘熱每多咳嗆肌熱自汗等證亦所謂肺先受病而未愈之明徵也又有大旱之年水涸日烈河水每多熱毒飲其水者多發疫痢以痢門常法治之無効余於治痢方中加以貫衆之苦寒解毒無不應手取効此亦熱毒之一驗也合併志之

蔣星墀 名廷秀號沁如吳庠生世居歙馬橋

合論丹溪景岳相火大意

丹溪論陽有餘陰不足，所謂陽者相火也。景岳駁之，謂陰有餘陽不足，而著相火以位之辨，各樹旗幟，幾如冰炭之不相入矣。嘗舉二者參之，丹溪大旨根周子主靜立說，謂相火一動，則五志厥陽之火並煽，煎熬眞陰，故東垣目爲元氣之賊。此論相火二字，專從後天之變動者言，與景岳之主命門有源流之別。夫天非此火不能生物，人非此火不能有生，考前哲如褚氏趙氏人生先具命門及相火行陽二十五度之語參之景岳所云相得益彰蓋靜而守位者此相火靜則溫養動而无方者亦此相火動則燔灼譬之天與日太陽之火也雖烈而不能焚物以陽燧取之不過星星之火其用即可燎原故景岳之說日也失其所則折壽而不彰丹溪之說日而火也飛走狂越莫能禦之令將指日為火罔失之而指火為日亦豈云得乎陰陽應象大論壯火之氣衰少火之氣壯壯與少之別即兩家宗旨所分故必合兩家所論義始完

備若偏執一說於道失之

升降出入說

素問六微旨大論出入廢則神機化滅升降息則氣立孤危嘗謂傷寒所論傳經即是出入精義蓋正氣之出入由厥陰而少陰而太陰而少陽陽明以至太陽循環往復六淫之邪則從太陽入一步反歸一步至厥陰而極此邪氣進而正氣退行不復與外氣相通令部張氏謂之逆傳養葵趙氏謂之鬱證即此義也故開闔樞三者乃其要旨夫分言之爲出入爲升

降合言之總不外乎一氣而已矣觀東垣脾胃論浮沉補瀉一圖以卯酉為道路而歸重於蒼天之氣考其所訂諸方用升柴苓澤等法實即發源於長沙論中葛根柴胡五苓之意以引而伸之所謂升之九天之上降之九地之下雖內傷外感殊科而於氣之升降出入則總無以異耳王氏曰凡竅橫者皆有出入往來之氣竅竪者皆有陰陽升降之氣蓋人在氣中如魚在水中人不見氣如魚不見水上下九竅外而八萬四千毛孔皆其門戶也氣為之充周而布護雖

有大風苛毒莫之能害是故邪之所湊其氣必虛內陷者有入而無出下陷者有降而無升此升降出入四字爲一生之槖籥百病之綱領

寸口趺陽緊脈不同

詳考傷寒論中寸口之緊與趺陽之緊雖同曰緊而義自各別蓋緊見於寸口是客邪所致之病脈緊見於趺陽趺陽是胃之本脈平脈篇云趺陽脈微而緊緊則爲寒又云趺陽脈沉而數沉爲實數消穀緊者病難治夫緊則爲寒數則爲熱既曰數又曰緊不幾

寒熱混淆歟盧子繇疏云緊則爲寒爲其嫌於無陽
蓋此寒字非寒邪之寒針對陽字而言乃是形容無
陽意思無陽者無胃脘之陽也卽所云知陰常在絕
不見陽意知陰常在絕不見陽以尺脈言是腎陽此
以趺陽言是胃陽人以胃氣爲本故診趺陽須知遲
緩診寸口當求濡弱皆胃陽敷布之象卽經文無胃
氣曰死之要旨耳至於寸口脈浮而緊寸口脈陰陽
俱緊此緊字以寒邪言細參之要自有濡弱者在所
謂濡弱何以反適十一頭爲五臟六腑之主脉之骨

也不得與趺陽之緊混同而論

中腑中臟辨

病機機要云中腑者宜汗之中臟者宜下之此腑臟二字實是指經腑言腑無汗法入臟亦豈有下法五臟者藏精氣而不寫故滿而不能實六腑者傳化物而不藏故實而不能滿此臟宜補腑宜通之要旨也考長沙三百九十七法邪歸中土乃可議下其少陰急下三條指轉入陽明腑證者言仍是土鬱奪之之義如已臟真失守而復瀉之是虛虛也古於汗下之

法禁刻甚嚴豈宜如是之倒行逆施乎觀其論中腑曰脈浮惡風寒則明是中經論中臟曰大便秘結則明是中腑辨名正誤庶於立言之旨有合云

吴醫彙講卷四目録

沈受益

人身一小天地亦有南北兩極論

命門脈診辨

沈悦庭

治肝補脾論

四維相代陽氣乃竭解

沈實夫

膀胱者州都之官津液藏焉氣化則能出矣解

吳醫彙講 卷四目錄

吳醫彙講卷四

長洲唐大烈立三氏纂輯

門人倪士俊南吉氏校訂

沈受益

諱謙號牧菴儒而以醫聞縉紳先生常詩文往來當道亦多契合然非治病不輕入室生三子長笠舫業儒兼通醫學府庠歲貢生選卓雅集行世次悅庭考授吏目以醫聞次澹所吳庠生貤貽修職郎溧陽縣學教諭有友晉閣帖行世長孫旭岑芸齋並登科甲次箬邦國學生好醫未嘗釋卷而不臨證次丹山實夫暨曾孫思勉維祥俱業醫先生年六十四歲歿於雍正壬子世居葑溪烏鵲橋東

人身一小天地亦有南北兩極論

按周天三百六十五度四分度之一　其間日月星辰之周流循環而不息者有南北兩極以為樞紐二極居其所而衆星共之星動而極不動動主於靜也靈樞五十營篇曰人經脈上下左右前後二十八脈以應二十八宿一呼氣行三寸一吸氣行三寸一萬三千五百息氣行五十營於身水下百刻日行二十八宿漏水皆盡脈終矣夫人之營衛運行無極以統之焉得常周不休心主與命門即人身之南極北極也心者神之舍也神藏不露而無為　藏六府之運行

莫不以心爲君主故經言主明則下安主不明則十二官危心之元神卽天之南極也命門一點爲生氣之原藏於兩腎中間以爲十二經脉之根本必須鎖鑰閉固卽經所云陰平陽秘精氣乃治腎之元氣卽天之北極也天之南極入地三十六度而位乎南下爲陰而南爲陽居陰位之陽也人之心君位乎腹之上腹爲陰而上爲陽亦居陰位之陽天之北極出地三十六度而位乎北上爲陽而北爲陰居陽位之陰也人之命門位乎背之下背爲陽而下爲陰亦居陽

位之陰天之二極對待以爲中樞而後運行不息人之心君與命門亦必神氣相合而後營衛得以周流不息顧靜者動之根也心爲十二官之君主而主乎靜定命門爲十二經脉之根本而主乎秘密是即兩極之居其所而不動也

命門脉診辯

張景岳三焦胞絡命門辨云命門爲陽氣之根故隨三焦相火之脉同見於右尺按命門居兩腎中間即人身之太極乃陰陽之根底既爲陽氣之根亦爲陰

氣之根景岳真陰論云命門之火謂之元氣命門之水謂之元精論理並無偏倚及至論及脈位則但將右尺以候陽氣之根將謂左尺不可以候陰氣之根乎將謂陰氣之根亦於右尺診之乎將謂命門但候元氣不必候其元精乎此景岳之偏於溫補其誤即在於此所謂差之毫釐者也按命門原氣稟於有生之初得父母之兩神相合而化形如露珠之一滴升於丹鼎之上以爲生身立命之根天地陰陽五行之精亦即妙合於是五臟六腑四肢百骸由此而生不

可以言水火并不可以言精氣乃精氣神三家會合而始成此一點莫可名言而曰命門指人身有生之根天之所命而名之左氏曰民受天地之中以生所謂命也此之謂欤命門一點藏於兩腎中間以運行陰陽之氣全藉腎中陽氣陰精以爲之養在有生以前則精氣生長於命門在有生以後則精氣之生於命門者命門反須精氣以養焉精氣不足猶可峻補以救之至精氣大傷而命門生氣之原絶則非補精氣之所能挽回故言至水火精氣已屬腎陰腎陽而

非命門矣夫命門爲生氣之原非特右尺不能候即兩尺亦不能候且六部俱不能候是當以難經爲斷也八難曰十二經脉者皆係於生氣之原所謂生氣之原者謂十二經之根本也謂腎閒動氣此五藏六腑之本十二經脉之根呼吸之門三焦之原一名守邪之神故氣者人之根本也根絶則莖葉枯矣寸口脉平而死者生氣絶於内也獨是一難獨取寸口以決死生而八難言寸口脉平亦死是何其自相悖謬乎蓋寸口爲脉之大會可決死生乃穀氣之變見後

天有形之可脈也生氣之原絕則寸口脈平猶死乃元神之聚散先天無形之不可脈也然則命門之絕將不可脈之而已乎經曰望而知之謂之神在醫者之以神照神乃神聖之能事誠非下士之所能窺測而以右尺為診則固知其非也

沈悅庭諱卓士號越亭受益先生次子年五十二歲歿於乾隆壬申餘詳受益公下所遺此稿今令姪箬邦暨姪孫思勉維祥協祥付梓

治肝補脾論

金匱論治肝補脾肝虛則用此法此指肝之陽虛而言非指肝之陰虛火旺而言也肝陽虛而不能上升則胃乏生發之氣脾無健運之力而水無土制腎水之陰寒得以上制心陽周身陰盛陽衰而純乎降令則肺陰之金氣盛行肝陽之生氣愈病矣必得補土之陽以制腎水之陰寒則心陽無水以尅而火盛火

盛則肺金陰氣不行不至陰肅降令從右行左以傷發生之氣則肝木之陽氣自必暢茂條達矣古方用逍遙散治木鬱土中以宣陽氣是肝木陽虛而用治肝補脾之法者也乃後人用以治陰虛火旺之肝病則以升令之太過者而復升之宜其有升無降而至厥逆矣蓋一陰一陽可不明辨哉其治陰虛火旺之肝病如血虛宜滋水虛則補其母也火旺則苦泄實則瀉其子也氣升上逆則降氣以金制木也其與治肝補脾之法正相反豈可混治耶

沈實夫名果之，號橘園，受益孫，登瀛于懷庭孫封（？）學生，楣醫學希賢錄十卷表梓，年四十七亡。歲殁於乾隆乙巳，所遺此稿，今令嗣維祥、協祥付梓。維祥名家熊，協祥名家羆。

四維相代陽氣乃竭解 [illegible]

按王太僕註四維爲血肉筋骨，吳鶴皐註四維爲血脈筋骨，以是四者維持一身，以註維字之義。馬元臺以血脈筋骨於四字未妥，因註四維爲四肢。汪訒菴以王註之血肉筋骨、馬註之四肢俱於代字無着，因註四維爲四時。諸說紛紜不一。顧四肢腫而愈者甚多，未可便云陽氣乃竭；至血脈筋骨及四時之說，又腫病中從未論及竊思四維之見素問者屢矣氣交變大論曰土不及四維有埃雲潤澤之化則春有鳴條鼓拆之政五常政大論曰其眚四維故王註以四維為東南西南東北西北之位也及後世馬元臺吳鶴皐等註此二篇之四維亦俱宗王註四隅方位而說是四維當作四隅解一定而不移矣四維相代當作人身之四隅解亦無疑矣蓋言腫之起於前後左右者自此至彼一身盡腫陽氣乃壞極而無存矣四隅盡腫者即臍突背平缺盆平足心平之類是也丹

溪以此二句爲衍文此求其說而不得從而爲之辭亦不知爲不知之義也但無此二句則語氣未全且於義理亦未周足至汪訒菴以陽氣乃竭之竭字作壞字未知本於何人竭之與壞其義不甚遠姑置不論

膀胱者州都之官津液藏焉氣化則能出矣解

王太僕註曰得氣海之氣施化則溲便注泄氣海之氣不及則閟隱不通故曰氣化則能出矣王太僕爲註釋之開山宋元明歷代諸家各仍其說莫不以津

液即為溲便殊不思氣化則能出者言膀胱之津液得太陽之氣而後能出於皮毛非津液下出之謂也且津自津液自液小便自小便逐字考之內經各有明文靈樞決氣篇曰腠理開泄汗出溱溱是謂津穀入氣滿淖澤注於骨骨屬屈伸洩澤補益腦髓皮膚潤澤是謂液又曰津脫者腠理開汗大泄骨屬屈伸不利又五癃津液別篇曰三焦出氣以溫肌肉充皮膚為津其流而不行者為液是經文津液二字各有着實註解者不得以津液小便混而莫辨矣自昔以

求該內經之統以繼往開來者其惟仲景先師傷寒論乎其治太陽病無汗用麻黃湯有汗用桂枝湯此津藏於膀胱氣化則能出之一證也金匱用括蔞桂枝湯以治柔痓葛根湯以治剛痓因邪傷太陽液不養筋故助太陽之氣化以運行於皮毛以流通津液則筋脈得以濡潤此液藏於膀胱氣化則能出之又一證也以經註經已甚明矣而仲景治法又與經旨符合則津液之非小便尚何疑哉又水飲入於胃上升於肺以下布於三焦者謂之水水濕壅而不通則

小便不利輕爲腹膨重爲腫脹此水在三焦而未入膀胱者也其既入膀胱以後水之上升而汗出溱溱者謂之津所謂下輸膀胱水精四布也貯於膀胱而下出者則謂之溺溺孔閉濇則爲癃秘内經之胞痺等症是也素問宣明五氣篇曰膀胱不利爲癃不約爲遺溺靈樞本輸篇曰實則閉癃虛則遺溺經脈篇曰肝所生病者遺溺閉癃又曰足少陰實則閉癃竊意三焦不能化入膀胱者其病多虛故歷來治水腫水脹者總以氣不化水爲主也因溺竅不通膀胱之

內水脹者其病多實故統觀內經諸篇癃閉則皆有實而無虛也又按津之外出者爲汗津之內出者爲溺故汗多不得利小便恐陰從下脫也失小便者亦不得發汗慮其陽從上脫也小便之與汗俱爲津之所化是同出而異名者也液爲水穀之精華即津之流而不行隨氣以運於周身則潤皮膚澤筋骨補腦髓聚於膀胱布於經絡宜藏而不宜出故十二官之神明等俱言出而此獨曰藏者言津之液藏也氣化則能出者但可指津而言也若液從溺竅而出則爲

膏淋等症矣尚得謂之氣化哉

膀胱上口論

膀胱上口靈素未言有無後世聚訟紛紜或言有上口而無下口者乃以氣化則能出之句而誤會也若無下口焉得氣化則遂若此通利哉是無下口之說不必論矣或言有下口而無上口者張景岳李士材俱主是說因景岳士材之書近世風行海內故人皆以爲無上口矣第無上口則交腸之易位而出者糞從何處入於膀胱乎張三錫以爲上下俱有口者

是矣但語焉而未詳也夫水道既從小腸下口以入膀胱則清濁不分者何獨併於大腸之水瀉人所常有而糞入膀胱之交腸患者甚少乎諦思其故必係膀胱有上口而常閉乃為平人之常水之入於膀胱者仍是三焦化入而非從上口以入者也或腑氣大虛則力乏而竅不能閉或邪熱傷腑則熱主開泄而竅亦不能閉以致糞從小腸下口入於膀胱上口並隨小便而出矣譬如人身之外竅亦有常閉而不通者臍孔與兩耳兩乳無故則常閉而不開有故則或

出膿血或通乳汁膀胱之上口亦可以類推矣世人皆以為無上口者一則宗景岳士材之書一則見獸脬之止有下口也不思天地之生物各有不同者如毛蟲則五臟俱全羽蟲則無肺而無前陰即人身亦有不同者男子脇骨二十有四女子脇骨二十有八男子頭骨八塊女子頭骨六塊人與人尚有異焉人與獸豈無異乎

五苓散解

此治小便不利之主方乃治三焦水道而非太陽藥

也素問經脈別論曰飲食入胃游溢精氣上輸於脾脾氣散精上歸於肺通調水道下輸膀胱水精四布五經並行此方用桂以助命門之火是釜底加薪而後胃中之精氣上騰再用白朮健脾以轉輸於肺而後用二苓澤瀉運水道之升已而降其先升後降之法與內經之旨滴滴歸源復與太陽何涉傷寒論治小便不利汗出而渴者五苓散主之不渴者茯苓甘草湯主之蓋渴爲陽氣不足水不上升也不升則不降故用肉桂以升之二苓澤瀉以降之而用白朮一

味以爲中樞乃詿者莫不以渴爲熱入膀胱津液被劫所致如果熱入而復用桂朮以溫液耗津又二苓澤瀉以滲之是熱之又熱耗之又耗速之斃矣且不渴者反不用五苓而用茯苓甘草湯可知不渴則無需桂朮之蒸騰津液而桂朮之非治太陽而治三焦更不待言矣有小便不通而以桂枝易桂者此必命門之火未衰而外有太陽表症因邪傷太陽傳入三焦故表邪未解而三焦之水道不利即傷寒論所謂中風發熱六七日不解而煩有表裏證渴欲飲水水

入則吐者名曰水逆五苓散主之是也表症爲太陽不足故用桂枝以宣陽氣通津液於周身即經文水精四布五經並行之旨非用之以通水道下出也裏症爲三焦之氣化不宣故用二苓朮瀉以通三焦之閉塞非開膀胱之溺竅也夫下焦之氣化不宣則腹膨而小便不利水蓄膀胱此乃水蓄於膀胱之外不能化入膀胱故用五苓以化之亦有用桂枝而効者因衛出下焦助太陽氣化以運之非爲太陽腑內之水蓄也如三焦既將水氣運化入於膀胱而不出此

眞太陽府內痺而不宣卽胞痺症也素問痺論曰胞痺者少腹膀胱按之內痛若沃以湯澁於小便上爲淸涕水在膀胱之內是膀胱脹滿而非腹脹故按之內痛若沃以湯其溺孔之道痺而不通故澁於小便膀胱痺氣隨太陽經脈之行以從巔入腦故上爲淸涕此眞太陽本府水結膀胱之內而非腹中膨脹之小便不利也總之水入膀胱之內方屬太陽若水在膀胱之外腹膨滿而小水不利者此臟腑之外軀殼之內三焦主之虞天民曰三焦者指腔子而言也故

治腹滿腫脹之症哉使一味利水則三焦之氣更不能施化而膀胱津液爲之下竭非仲景五苓之意也

能施化而游溢精氣之下趨非仲景五苓之意也

治腹滿腫脹之症設使一味利水則三焦之氣更不

沈思劬名家瑗號小腮受益曾孫受業於叔實夫得其傳

辯素問濁氣歸心之訛

讀素問至食氣入胃濁氣歸心淫精於脈節此濁氣歸心不得其解因思心者君主之官神明出焉如果濁氣歸心焉得虛靈不昧具衆理而應萬事乎按此心字必因千百年相傳之書脾字誤爲心字考靈樞陰陽清濁篇曰受穀者濁受氣者清又曰營者水穀之精氣也調和於五臟灑陳於六腑又曰陰清而陽濁又曰諸陰皆清足太陰獨受其濁夫腑爲陽臟爲

陰既曰諸陰皆清則心之受清可知既曰足太陰獨受其濁則濁氣歸脾之外更無一臟再受其濁可知是濁氣歸脾經文無不即合竊以爲一字之訛敢以質諸高明

周蘊石諱邦彦別字璞園居葑溪吳衙場

祖氣論

夫絪縕鼓蕩於天地之間者孰推行是孰發育是無非一氣爲之橐籥而已天以五行化生萬物人以五臟應之天一水也故兩腎爲先天之本天五土也故脾胃爲後天所資此東垣丹溪之論後人皆起而宗之至汪氏芩友獨主一心其言曰萬病皆起於心五臟六腑皆系於心天有日則晝夜分四時序萬物生世有君則尊卑定貴賤明兆姓治心者君主之官也

在天以日爲主在人以心爲主論凡數萬言直與前
賢鼎立其嘉惠來茲豈淺鮮哉特是三家之說一指
脾一指腎一指心則猶是以有形之臟體言也夫氣
者形之本也人自賦形以後陽曰氣陰曰血而先天
無形之氣則宰乎陰陽血氣之先修養家謂之祖氣
卽天地生生之氣也緯書之言曰有生皆在氣中凡
夫負陰抱陽昆蟲草木之屬莫不感此氣而生故氣
在則形存氣去則形壞孔子曰㹠子食於其死母者
少焉眴若皆棄之而走所愛其母者非愛其形也愛

使其形者也使其形者何也氣也生氣通天論曰蒼天之氣清淨則志意治順之則陽氣固又曰服天氣而通神明靈素之言汪洋浩瀚其要旨止歸一氣字夫涕唾津精汗血液七般靈物皆屬陰陰者死質也氣者生陽也方書中往往以血肉有情爲煉石補天之具不知吾身中生陽之氣既若存而若亡則此塊然者亦漸鄰于朽腐之鄉乃反恃此物之朽腐者以却病延年不其難乎是故治形必先治氣形特氣之宮城治氣必先治心心實氣之主宰先天之植此形

者惟氣後天之帥此氣者惟心斗柄招太陽徑寸混三才三奇論之祖氣卽子輿氏之言養氣求放心也古人云行醫不識氣治病從何據蓋無此冲和不息之氣則心何由而藏神脾何由而載物腎何由而爲蟄藏之本經曰知其要者一言而終其斯之謂歟

連珠

連珠之作肇自漢章之世義取貫珠文多假喻節短而韻長言近而旨遠蓋詞賦之流派也前賢葛稚川論醫用連珠文今倣其體

蓋聞天動星廻而辰極居其所璣旋輪轉而衡軸執其中是以位定坎離握樞紐於南北緯纏卯酉分升降於西東

蓋聞水障於土還以潰其土火生於木仍自焚其木是以植千章之嘉樹消瀹溝渠築百丈之脩堤先疏支瀆

蓋聞漏滴銅壺水滑必迅灰傳葭管氣至斯飛是以虧天一之真脉行必速于常度定甲乙之候節令毎決於先幾

蓋聞熱獸炭之盈爐煖勝三春而不能代燭龍之照熒蘭釭之寸燼光逾四壁而不能代暘谷之暄是以鏡本非臺君以名而離精獨炳薪傳有火相以位而泉水常溫　名字借用王氏註

蓋聞陽爲陰逼不走卽飛陰遇陽消非枯則槁是以蟄雷之性激以暴雨而勃升旱魃之災沛乎甘霖而却掃

蓋聞蝨處頭而黑麝食柏而香頸依嶮而癭齒居晉而黃是以漸染深而變質方宜之異服用久而增氣

物化之常

蓋聞鰲山之燈名走馬旋轉于點火之光西洋之鐘號自鳴循環於周天之度是以桃梗土偶形本氣而運行肝丑肺寅經隨時而流注

蓋聞機引桔槔不敵尾閭之洩戕從萌蘖何假甘露之滋是以參同契之金華難塡慾海悟眞篇之首經詎起枯枝

蓋聞樹合歡于繡閣不怡思婦之顏栽萱草於蘭庭無解愁城之織是以七情相倚針石何施五欲交攻

刀圭莫塞

蓋聞朔雪嚴風不解燎原之熱流金爍石難迴冰室之凉是以五方之里攸分性殊寒燠六氣之中異所臟别陰陽

吴醫彙講卷五目錄

辨寒頭痛　熱頭痛　虚頭痛

辨風寒骨痛　虚骨痛

辨虚寒腹滿　實熱腹滿

辨虚寒不大便　實熱不大便

辨小便不通

辨嘔

辨吐蚘

辨汗

辨譫妄

吳醫彙講卷五

長洲唐大烈立三氏纂輯
門人顧　英沅芳氏校訂

薛鶴山

名景福，號松莊，世居長春里王百穀紅蕤閣舊址，闢有耕熙堂、春雨樓，洎乎晚年，灌杞藝菊，日與門弟子講貫經史百家，著杞菊廬記自樂天真，年六十有九。子一，名承基，字公望，趨承家學焉。

痘毒藏脾經說

痘之毒，當由姙婦飲食中得來。曾見伍氏痘科論毒藏脾經云：飲食氣味屬濕，濕本從脾，胎孕賴脾氣生養母脾氣有濕熱襲於子之脾經猶豆種土中非時則寂然不動必待陽氣外鼓萌芽內生然後苗而秀秀而實矣且物入水則腐入木則蠹入火則焚金堅不容物惟土受物則可久又能植物又能生實也按此論最為有識其云痘毒藏脾祇是太陰經氣有未純處毒字亦勿太泥即此知古人保嬰用拭口法及硃蜜等方逐下穢糞亦非不見到者命門藏毒之說從此無容印定矣

痘出同時論

疸本天瘡其始也無不因天時驟暖氣從外洩濕熱乃蒸而爲疸譬如大人病春温同一自内達外之象所以温病禁汗下疸瘡亦禁汗下病疸者多則疸氣薰蒸飄泊遠近天氣通於鼻橐籥相感引動而出故證候相同而亦各隨其人之體氣爲變動治法以和其陰陽爲主而升發尤爲喫緊蓋諸瘡屬火火鬱則發況氣從鼻入在上者尤宜引而越之若毒踞深裏必直行膜原擾動三焦與素有之濕熱兩相搏激阻遏氣機則當如喻嘉言論疫之法上焦如霧升而逐

之兼以解毒中焦如漚疏而逐之兼以解毒下焦如瀆決而逐之兼以解毒乃爲調劑無誤榮衛得通痘出自順務宜先逹其邪而後聽其元氣之收發拓之歛之貴在行所無事而已蓋痘雖本胎中濕熱然爲毒皆不甚重惟穢惡之氣乘內氣不實而潛入者痘發乃密今種痘之法盛行而選苗不善易涉險候其明驗也故毒重者須分別三焦以逐其邪即宜照顧中氣以扶其正但云見痘治痘急於清解無惑乎輿尸而歸矣至於必先歲氣無伐天和道理極變通極

精微內經至真要大論詳列司天在泉間氣主客勝復之治法最難執一非子午火燥治皆清潤丑未濕寒治皆温補之謂也苟能於陰陽表裏虛實寒熱標本先後之間因病施治即於歲氣天和之道無不合矣

痘由太陰轉屬陽明論

疹屬肺而達於皮毛從太陽而洩痘屬脾而達於肌肉從陽明而透其宜於温補者太陰虛寒也異攻保元所以得效其宜於凉瀉者陽明鬱熱也承氣白虎

所以致勝祇因由內達外激動真氣症候似旁涉五臟非相傳也傷寒邪自表入痘瘡毒自裏出毒由太陰轉屬陽明土爲萬物所歸無所復傳灌漿收靨計日可愈故順者能自出者也險者欲出而不能自出者也逆者不得出者也然則痘瘡之首尾重陽明一經從可知矣胃爲十二經之海氣血俱多外鄰太陽爲之闔闢自能領毒出戶鼓清陽而上升務使毒火透出肌肉夫然而內火得化膿之灌漿之養何莫非陽明融化之功乎即如升麻葛根湯古人以爲首尾

可用深得鼓舞陽明之旨若妄執解毒之說承氣入胃刼盡眞陰白虎下咽鏟盡元陽中士一餒後天本撥矣明者必計不出此

題費建中救偏瑣言

是書也今人家置一編而究竟解悟者亦少夫旣云救偏原爲凾時偏尚溫補者說法集中雖虛實並論而虛症作實意以人所共知者不妨從畧也實症作主意以人所未悉者不嫌縷述也苟順口念去眼光都注定實火一邊直以痘爲有實無虛矣又每條詳

載治驗全以大黃石膏等收功然其詳述病情處甚明無一症非身熱如火躁亂異常口膩如脂者夫身熱而曰如火陽明熱盛也躁亂而曰異常三陽熱極也口燥咽乾亦少陰中急用承氣湯症也建中治法原自中窾況所述痘點不曰形色紫黯即曰按之板實可知脈象亦必滑數實大實火有餘於茲可悟然則表症苟非壯熱之極內症苟非躁亂之極咽中苟非乾燥之極痘粒苟非紫黯板實之極脈象苟非滑數實大之極者斷不宜參用大黃石膏等藥矣建中

未始非錚錚者即所著瑣言亦一片婆心惜語意太責重熱毒治驗復多誇蕩滌且又雜掇覆釜鱗塵及游蠶疊錢諸名目槩用寒涼攻發全不顧慮氣血和其陰陽俾灌漿周浹以偏救偏語刺刺不能休使無識者奉爲指歸更無隅反則徒中與有罪焉嘗考吳又可論治疫而及痘症專以承氣爲制勝之法且云諸家論痘從未言及但知揚湯止沸不思釜底抽薪則古來小兒不死於正命者多矣此論當爲建中開山之祖顧下奪之法雖不可偏廢祇是全體中一隅

古人如萬密齋聶久吾方書何嘗無三一承氣湯桂枝大黃湯敗毒和中飲等法只取數語該括救偏全部其餘按症列方變化生心未嘗即定後人眼目也密齋久吾不得當不失爲中醫刻鵠不成尚類鶩焉效又可建中不得必致殺人無算矣卽又可著瘟疫論時因明季辛巳壬午之疫起見而喻嘉言寓意草又言辛巳壬午時疫盛行道殣相望各處醫者發汗和中藥內惟用人參多以活人更有發斑一症最毒惟用人參入消癍藥內全活者多由此觀之南昌

去蘇郡雖遠或症治自當不同然安知喻氏所謂溫者久又可手而不誤藥耶著書垂後爲萬世計也病變何常而師心自用據目前得効之方自詡爲不易之法多見其不知量耳。

迴瀾論

痘瘡關係生死非精於內經傷寒論者不能療一有專門則局量不闊識見不廣沿流而昧其源此道遂絕即如建中濫觴釀成今日之倒懸究其變本加厲之故因見痘初起血有熱駭爲毒火峻用苦寒逆折

在爾時火勢勃勃欲出雖經冰伏尚相持不下不致
入口即變醫者遂信爲用熱無礙於是氣機鬱遏紅
暈轉深倍增煩熱益其信爲血熱毒重恣用寒涼以
誤傳誤其弊一也遇眞險症即作危言斷以不治而
按日處方尤害在手口相應到得送終病家不咎其
手法之辣轉贊其眼力之高醫者益嘐嘐自負無復
變計斷決愈精聲名鵲起其弊二也病家樂聞清解
之說婦嫗嘈嘈總以瀉食積降火毒爲第一着苟不
迎合其意即使收功後稍有咳嗽及痤疿尚認爲未

會解毒所致歸咎前醫其或過十餘劑諸法並窮不得已加人參入清攻藥中爲江心補漏徒見氣喘胷高死後心頭猶熱無識者益悔用補之誤視同酖砒時醫深於世故務求不失人情其弊三也刻板方治通國皆然稍有異同便無聲援入附出汚顯成時局彼此互薦方同一律成固可以居功敗亦可告無罪醫道之行惟此爲需矣彼惟急於道之行寧復知其術之謬況箕裘如是衣鉢如是數頁方書錦囊其具在眼光本不盈尺咫更無從參悟靈機其弊四也具

此諸弊種種相因纍纍何知遭此巨刦謹披肝胆吐心腹而告諸爲人父母者曰順痘本無不生之症而誤藥轉有致死之因險痘極有可生之路而誤藥必無不死之倖逆痘尚有求生之法而誤藥反爲速死之方與其誤藥毋寧不藥年來痘疹甚行比戶哭聲順而死者猶十之三險而死者巳十之七幸而獲愈者非痘出極稀卽貧家無力延醫或兒性偏强滴藥不肯沾唇否則藥雖下咽立卽嘔出如有神助求其因藥而愈者百不獲一也曾有一幼醫之女痘殤哭

甚哀余笑謂之曰君當取左傳語自爲懺悔因朗誦余殺人子多矣能無及此乎嗟嗟余豈好爲詬病哉亦思稍挽狂瀾爲嬰兒開一線生路耳苟能明不服藥爲中醫之訓則全活已過半矣況由內經傷寒論而精之者哉

葵菜預解痘毒說

預解痘毒萬氏有代天宣化丸但可預防天行究於內毒無涉若餌硃砂珍珠黃連犀角兔血鶴卵之屬總因視爲慾火之毒故專入少陰方雖新奇試多無

効或塗萆蔴膏浴鱧魚湯欲提毒出外亦取末含本余究心格致獨主毒襲脾經之說又得松槃山人筆記詳言葵菜解毒之驗按葵性涼滑入脾清濕熱有功甚其言之信而有徵也今附載於後

葵一名甜菜一名女菜一名滑菜一名着蓬葢百菜之主也四時可種為蔬秋種者更佳故冬葵子尤為藥品所尚嘗閱本草綱目李氏開載葵菜之功萬不失一而歷代流傳疑信相半遂從菜部改入草部且因葵性寒滑恐傷脾胃不敢輕試遂令

對病妙藥棄置不用而惡毒流染坐致痿頃心甚傷之久有此疑無從辨識十數年間廣詢博訪乃知爲甜菜無疑間令童稚餌之雖無傷害而功効未顯未敢輕傳比年以來數經此症盛行見不治者十有八九而嘗食此菜者百無一失乃知相傳之訛致神功之久湮也可勝慨哉方敢形之諸著以廣其傳嗟乎因慎重而坐令陸沉因未廣而猶然胥溺失今不傳後悔奚及乃開列其方以公諸天下後世蓋其寒滑者性也洩利者毒也與脾胃

根本何異且未病而先藥病受之病去本完最爲上策即見點而後食猶將收大半之功不猶愈於坐火觀薪者乎又豈若俗醫見危迫輒進芩連慘均剤刃者乎噫是在信不信試不試之間耳安敢以人命爲等閑而冀其必售乎其法采此菜蔬之以供蔬食愈久愈佳余所爲懇懇欵欵祈人之必信必傳者聊以逋慢之愆而爲不可復生者志痛耳余何慕焉天啓乙丑歲三月吉旦慈溪松槃山人姜應鱗筆記

薛公望名承基號性天鶴山子世居長春里

擬張令韶傷寒直解辨證歌

辨表分寒熱先提清表分

晝夜頭疼渾不了，身熱脉浮邪在表，病症看來似一般。點出眉目表寒表熱須分曉，或有汗，或無汗，汗少汗多且莫管，只就脉浮中分出兩條線。是最當着眼處表寒浮緊或兼濇，表熱浮數兮或兼滑長與濇緩。以下旁證之寒者身疼慣怕寒，頻求衣被遮溫煖；熱者雖然也畏風，無風便欲開帷幔。寒不

渴兮熱或渴寒舌白苔熱黄澤寒者口和熱口苦寒

減食兮熱能食表寒散（收束）以辛溫味表熱辛涼非一例

表寒切勿先消食惟恐引邪入裏去表熱切忌是辛

溫變成燥熱爲難治

辨表分虛寒虛熱

頭痛脈浮（表也）或兼大兼弦（虛也）或兼數兼弦按無力表分虛同寒熱别表

若虛寒必惡寒屢進辛溫汗難出（若用辛涼必致汗多而近于亡陽矣）（此下言辛溫之後變象）

氣擾糊敎身體麻或大熱兮或微熱胸前微滿且欲

嘔口淡或渴或不渴表如虛熱口亦淡泌兼微渴思

潤澤服過辛凉身反痛舌形定現微苔色不論大汗（此下是服辛凉後變矣）

與無汗但査熱勢加猖獗兩症皆須補益表寒加姜

桂（宜用桂枝湯加芪术甚則加人參乾炮姜之類如血虛無汗可加當歸紅花和其陰血）熱芩

柴（宜柴芩歸芎芪术之類甚則加人參）

辨裏寒

裏寒脈沉緊或兼緩與遲惡寒骨節痛（五字是表證）表症似而非

胸腹滿痛且欲嘔或吐或利俱有諸或熱或不熱手

足指冷厥喉有冷涎苔白滑或如豬腰或茶褐此宜桂枝湯去芍加乾姜裏寒溫補是良方甚則加桂附可以復其陽

辨裏熱

主腦

裏熱脈沉數或緩滑以長無論其神昏與清無論其身熱與凉唇焦齒黑讝語現舌短苔黑或起芒裂破出血反不渴或渴飲冷小溲長或利清水或便艱澀音洪厲力氣强狂發登高棄衣走否且循衣而摸牀

面目或赤或不赤（即不赤亦面垢）其色垢濁如薰黄此宜芩連石膏類甚則芒硝與大黄

辨裏虚寒

主脈

裏若虚寒者脈必沉而緩微細按無神救之惟愁晩手足常四逆面色青黑黯渴而不欲飲但覺口中淡惟喜極熱湯稍解胸中滿或嘔或吐或下利或不大便心下悸心煩喜躁不思食踡臥恍惚每獨語舌帶淡黑色或如豬腰或糙米或白苔而潤或無苔而燥

短縮不能伸䠞之萎且搞理中四逆急溫之否則神昏汗脫了

辨裏虛熱

欲知裏虛熱脈沉而數按無力身熱退不淨口渴神恍惚與湯則飲之不與亦不討有時思食來食到便先飽舌上畧覺燥得湯燥即好或有微苔或無苔或淡紅色如桃腮此爲裏分少津液瀉心導赤佐生脈

主腦

辨假虛寒

脉沉細兮或緩長出則遲兮入則疾或伏筋骨按有（主脉）力口中不渴舌燥短不但身凉且四逆神昏譫語口目動狀若驚風作痙厥或利清水或不便解下或如爛桃色人事不知歌且哭身輕偏白能起立或吐蚘（大証據）舌口苦辣小便行時長且赤此是虛寒假症現應烈解毒和凉膈

辨假實熱

脉弦而大或洪數無奈按之全不見任他熱勢如燎（主脉）

原真底實板已先現苔白或黑殼不燥或如豬腰或赤糙面目俱赤爲戴陽譫語發狂手足躁或有汗兮或無汗坐卧只求井中蹈舌腫唇焦齒出血渴飲湯水常不絕內是真寒外假熱理中八味合生脉煎成冷飲代茶湯庶幾虛火歸源得誤用芩連增躁渴變成死症庸師到此休饒舌

辨渴　主賤

渴症須分寒與熱熱者脉數而口苦鼻熱汗出喜冷

大証據

飲或兼湯水百杯可此宜花粉與川連加味參同伴

主腦

白虎虛寒而渴者脉必細兼遲即發洪且大終是數

而虛渴喜極熱湯稍溫便嫌冷有時思得水仍復不

大証據

能飲此宜生脉中姜附辛以潤又有汗下之後亡津

着眼

液生津之品始爲得不宜凉藥不宜溫何况諸多辛

與熱

辨舌

胃氣現於舌上有淡白苔俗醫漫消食必致光無胎

調理到思食苔白漸生來君不見病有厚苔滿舌者忽然退去光而燥乃爲胃氣絶之徵從此參詳便分曉又有大紅舌色無苔者君火之色浮於外盛極將衰欲化灰無病之人亦常有之宜用附子引火歸源纔得退舌色純紅必腎氣素虛之人無他症而忽現此舌者用附子引火歸源固合又若敖氏傷寒金鏡錄載純紅爲將瘟舌乃熱畜于內而病將發也不問何經宜用透頂清神散搐鼻法亦不可不知又有舌黑如淡墨更不須分燥與濕總歸腎水克心火陰盛陽衰須早識除非黑起芒刺燥而裂陽邪熱結何消說

辨虛寒舌燥

舌燥有多般或淡黃或淡白或起微刺或灰色更有望之如燥捫之澤其色或紫而或黑必兼吐利而厥逆神昏譫語詞謇澀舌燥而語言不清因燥而不清可治舌潤而語言不清所謂口雖欲言舌不得前死症也脈形微細定如絲或雖洪大終無力急用生脈以養津附姜苓草和芪术俗醫謂五味味厚多則用十餘粒少則七八粒此不通之論必須錢餘方効

虛寒定案

辨實熱舌燥

實熱舌燥先有地或黃或黑起芒刺即使苔輕偏破裂必兼身熱焦唇齒渴喜飲冷面目赤並無吐利與厥逆讝語便閉諸症現洪數滑長脉可驗白虎承氣隨變換

辨寒頭痛

主腦

寒頭痛脉浮而緊或弦或沉更兼遲惡風與寒四肢冷頭喜熱物包裹之更有劉河間論頭痛屬熱者亦惡寒喜熱緣熱為寒閉則其痛甚熱氣流通則痛止也然止後必復作而痛甚為驗脉亦必有異理中桼入桂天麻

大証據

附子細辛重者加少佐羌防法亦精。

辨熱頭痛

熱頭痛脉浮而數或滑而長亦有諸口苦舌乾渴欲飲痛連風府與風池惡熱其常惡風暫此爲風熱症已顯羌防柴葛連翹芩甚則石膏用之驗。大證據

辨虛頭痛

虛頭痛脉弦而大弦則爲寒大則虛痛極不堪喜得按日夜呼叫語聲嘶其痛或專在額上遍頭皆痛亦主腦大證據

有之急宜參苓芪术加附子此症失治危即死

辨風寒骨痛

風寒骨痛（主脉）脉弦緊或遲而緩亦有準身熱惡寒（大証據）手足冷舌上白苔口不渴拘攣遍體痠難忍甚則上嘔下利併桂枝湯內用天麻有濕去芎加附穩

辨虛骨痛

（主脉）脉弦而大數無力或發熱兮或不熱惡風兮拘急口淡兮（大証據）神思恍惚痛在骨節兮服發散藥而痛愈劇此

神氣傷也合用桂枝與茋朮大凡人身諸骨節其數三百有六十是神氣之所遊行而出入君不見仲景新加湯重用參姜以復陽

辨虛寒腹滿

藏寒生滿病（出內經）脈遲緩兮或沉緊或（主脈）虛大兮按無力腹滿時減（証據出金匱）減又甚不欲食兮食即嘔或泄瀉惡寒兮而渴喜熱飲姜桂香砂溫散之不應再加參朮茋

辨實熱腹滿

脉沉而實主腦兮或滑與長兼腹滿不減兮減亦不足言證據二句出金匱大便雖解而不暢兮或得解而少寬滿腹硬痛不可按兮無吐暈等虛症之相參此宜枳朴以消之甚則加大黃參其間

辨虛寒不大便　疑案

大便不通羣呼熱不知寒凝亦斂結腹不滿兮口不渴白滑胎兮濇緊脉此屬虛寒無混攻照常飲食且從容切不可餓遲之一二十日後溫補足時氣自通　定案

辨實熱不大便

主腦

脉數有力長滑甚煩渴腹滿按之硬或潮熱不食即脹時有濁氣從後逆此爲胃熱宜下之一有虛症須細審

証據

大約實症一下即愈一有虛症便須細審即必當下者亦只用凉膈以微利之解毒以和之陶氏黃龍湯以補而下之

辨小便不通

小便不通分虛實虛則三焦失其職屬經利水不相合此宜金匱腎氣丸治其三焦决瀆官象牙生煎服

亦妄實者人素強或好食熱物肺熱不能通水道以致膀胱成熱結宜用豬苓澤瀉梔滑石用後仍不効須問膀胱與外竅經說毫毛是其應經曰三焦膀胱者腠理毫毛其應是三焦主腠理膀胱主毫毛膀胱有出竅而無人竅濟泌別汁而滲入于膀胱者也毫毛是其外竅譬如水注塞其上竅則水不能出矣如人不虛利小水而仍不通者宜發其汗外竅通而內竅亦通此所謂開鬼門也故從發汗最為妙又有動其胞中血虛寒實熱隨症別虛寒便溫補熱則清熱而養血因症施方不可執

辨嘔（審因）

其人受暴寒或食生冷物吐酸并乾嘔（證據）平胃正氣合

脉滑（主脉）胃有餘飲冷不喜熱服溫熱藥（證據）嘔愈甚黄連竹

茹佐姜汁兼虚参以参加入脉或虚大数（主脉）無力嘔吐

清涎（證據）及冷沫胃虚不能容穀食聞食即嘔食反出入

参理中最爲良丁香附子加亦得脉滑有力症不虚（證據）

脅滿按之痛愈劇合用朴實與二陳此謂中焦之嘔（東垣語）

從乎積

辨吐蚘

蚘厥吐蚘蚘必多神情清楚脉形和隨生隨吐無煩躁瀉其濕熱勿蹉跎厥陰傷寒屬風木吐虫兼吐水清緣手足厥冷煩躁甚烏梅丸義君須讀

辨汗

虛汗須分陰與陽陽虛自汗補其衛其人素虛或勞傷或大病後腠理虛陽不能衛外而爲固則自汗宜用參芪五味苓术甚則加桂附如乾姜半夏陳皮開達之藥皆不可用盜汗歸之陰氣虛參歸廿地從其類于人卧則血歸肝陰虛而

不能爲守則盜汗宜參芪术五味歸芍生熟地之類

惟有陽明邪併來熱氣薰蒸毛竅開汗出溱溱常不止但宜涼解得和諧

汗有心家血液之汗太陽津液之汗俱不可出惟陽明水穀之汗雖出無害故陽症傷寒熱氣薰蒸毛竅開發溱溱而自出亦猶湯沸于器中熱氣上蒸而外濕也若汗不出熱氣不得泄必鬱而發黃即宜用清涼以解其熱而汗自止不必用止汗之藥

更有傷寒病久無汗出大劑參芪柴桂合頓然出汗退其熱景岳書中亦會說

辨譫妄

譫語是多言皆因胃汁乾就中譫語有實象譫字从

嚴侃侃然旋轉風輪難自主纔呼李四便張三鄭聲
氣短神蕭索鄭重頻煩不厭複一樣逢人講話多不
曾說南又道北設使讝與鄭大半屬無稽是則名為
妄虛實皆有之若夫似睡非睡間隱隱躍躍如交談
此為獨語未全亂各從脉症細詳參

辨面目赤

面目赤有三須從脉症參陽氣鬱於表辛凉可散焉
裏熱熏於上白虎及黃連無根火外浮此是內真寒

八味生脉煎泠飲假對假兮古所傳

辨下利

下清穀者爲虚寒下清水者爲實熱惟有膿血稀溏和汁沫此三件中細詳別假如作嘔不食兮腹痛喜按心恍惚而煩兮或動悸與頭暗燥而不欲飲兮頭暗耳鳴而口淡後重逼廹兮既解而仍不減脉弦數而虚大兮皆虚寒之外現苟脉症之反是兮即實熱之証驗

辨厥

手足冷時爲四逆厥者其冷過肘膝仲景傷寒俱禁汗無論陽厥與陰厥陽厥是傳經病自三陽并入陰熱極必兼勝化行還有始熱終寒因藥誤也能轉入陰寒路熱定傳經亦是錯陰厥是直中喻氏中寒論常誦寒邪斬關直入來急救眞陽休要還怕熱邪深入血頓然厥冷身無熱君不見乔痧様子忌熱湯不比中寒一例說總之脉症要詳察堪草拈來生殺

明

陰陽厥譫渴陰吐涎陽者身輕陰者踡復看其人唇爪甲青紫爲熱青黑寒又有痰厥食厥和尸厥病久陰陽二氣虛亦厥各等各樣在準繩步步須求脉症合

辨腹痛

腹痛是虛喜揉按虛者必寒病涉陰脉遲緩兮或虛大諸多虛象察其因理中桂附可施行熱者面黄溲加以長滑脉宜用黄連苦清熱少佐姜萸亦析待覔

有欲嘔不嘔腹痛多寒熱其如錯雜何黃連湯內乾姜桂好共參甘兩下和食痛應消食難在虛寒兼食積學士溫脾法可宗許學士有溫脾湯見本事方化爲煎法尤熨貼有虛寒之人患腹痛服溫補藥而相安時止時作痛仍不解甚則利清水或白沫此虛中有實或先有宿食在腸不曾去或病中腸胃虛不能運化所食之物停于腸中即一二塊宿糞亦能作楚宜用溫補藥煎好去渣入大黃一錢不甚虛者可加一錢五分滾四五沸服之宿食自下正氣不傷而病隨愈此屢試屢驗之妙法也蟲痛面黃吐涎沫食酸即安甜即劇虛實寒熱要分曉殺蟲方中求配合氣痛因鬱惱必連胃

脘與兩脇病久人必虛滋補兼疏欝痛不可近者按之濡軟爲畜血不比硬滿爲熱結重則桃仁承氣湯輕者宣通微下奪別有吞痧一症現濕熱薰蒸邪變幻急刺委中出血艮磨服玉樞丹亦善最怕是三陰寒症認爲痧不飲溫湯飲冷茶亂進丹丸并放刮臨危空自悔前差

辨脉脫

六脉俱脫者大命垂危矣神昏脉脫者死神清脉脫者亦死通脉四

逆急服之還怕脉因暴出死但得脉來微續生更需附子四五枚人參小半斤周時服盡休間斷隨進米粥始回春參力偶不繼前功必盡棄平時無學力到此滋疑懼每見虛寒之極服溫補躁亂不寧嘔且吐此爲藥力尚未全切莫心疑換別路大約三陰病症露危劇急則六日或三日緩則行期十二日幸而君火未全衰反見舌乾等症出更須姜附助其陽漸得陽回舌生液若見舌乾投涼劑壞乃百年人壽事起

手果然認得真斷不朝三與暮四君不見景岳全書用法精十補一清巧相濟又不見嘉言寓意重可學陰症轉陽必自愈濟困扶顛道在斯一有游移便錯去更有虛寒服藥來溫補不安凉適意兩寒相得從其類正氣敗壞決不治至于實熱失汗下脉伏似脫君休怕大承十棗用仰安神氣分明現真假須知實熱治可緩凉瀉一投撥便轉不比虛寒救濟難仁術全憑思與辨

熱治可緩涼瀉一投撥便轉不比虛寒救濟難仁
術休怕大承十棗用時安神氣分明現真假須知實
其熱正氣吸漿決不治汗于實熱失汗下脈伏似脫
夫更有虛寒服藥來溫補不安涼適意兩樂相得從
陰症轉陽必自愈濟困扶顛道在斯一有游移便錯
用法精十補一清巧相濟又不見嘉言寓意重可論
手果然認得真方許不朔三與宗春四君不見景岳全書